認知症

気づける わかる ケアできる Q&A 50

久米 明人　久米クリニック
山村 恵子　愛知学院大学薬学部

じほう

はじめに

● 臨床医より

　筆者が地域の開業医として認知症に関わり始めた12年前は，徘徊や興奮が問題となっていた時代で，患者さんの安全確保を目標に治療を行っていました．その後，認知症の啓発は進み，医学・医療も進歩したことで，認知症の日常診療は大きく変化しました．早期の診断が可能となり軽度認知障害（MCI）と呼ばれる患者さんが出現する一方で，認知症が進行して寝たきり状態となり，往診の必要な患者さんも増えました．また，患者さんの尊厳を守り，その意思を尊重して治療とケアが選択されるようになりました．

　MCIの患者さんは，診断を告知されて混乱する場合もあります．また，運転や仕事，金銭管理に影響が表れると，権利譲渡や成年後見制度について検討され始めます．さらに，在宅療養を続けるか，施設へ入所させるべきか，介護者へのレスパイトケアは必要かなど，治療やケアの見直しは常に行われます．そして，転倒・骨折，肺炎のたびに短期入院を余儀なくされ，末期には家族が終末期ケアの選択をしなければなりません．これらのすべての局面で認知症患者さんのご家族は待ったなしの決断を迫られます．

　本書は，そのようなときに迷わず判断できるよう，医療や介護の現場でしばしば遭遇する疑問とその答えをQ&A形式でまとめました．本書が認知症に関わる方々の一助となれば幸いです．

平成28年5月

久米　明人

● 薬剤師外来に携わる薬剤師より

　世界初の認知症治療薬ドネペジル塩酸塩（アリセプト）が1999年に日本で発売され，その後，2011年にはさらに3種類の治療薬が臨床の場に登場しました。"時計を半年戻すことができた"と薬の恩恵を感じている方がいる一方，"効果を実感できない"などと自己判断で服薬をやめてしまいがちなアドヒアランスの低い薬剤であることも，認知症治療薬の特徴です。

　そこで，服薬の意義を理解していただくため，名古屋大学病院では2000年に"いきいき脳活性"薬剤師外来を開設しました。開設して間もなく，面談した家族の方から「薬のことはどうでもいいから，これからの生活のためになることを教えてほしい」とご意見をいただきました。この声は"服薬支援のためには，生活の様子まで踏み込んで傾聴することが大切である"と心に刻む好機となりました。

　これまでの15年間，筆者が患者・家族の方から頂いた質問の1つひとつに対応した記録を本書でQ&Aとしてご紹介できることに感謝申し上げます。本書があらゆる方にとって，認知症に対応する局面で少しでもお役に立てば幸いに存じます。

平成28年5月

山村　恵子

目次

現場でよく遭遇する医療者のQuestion

Q1 もの忘れと認知症はどう違うのですか？　　認知症の分類　　2

Q2 認知症と高次脳機能障害はどう違うのですか？
　　　認知症と高次脳機能障害の違い　　4

Q3 認知症と間違えられやすいケースはありますか？
　　　認知症と間違えられやすい疾患　　6

Q4 ロコモやサルコペニア，フレイルは認知症と関連するのでしょうか？　　ロコモ，サルコペニア，フレイル　　8

Q5 認知症の早期発見にはどのようなポイントがありますか？
　　　認知症の早期発見　　10

Q6 アルツハイマー病は何が原因となり，どのような危険因子があるのでしょうか？　　アルツハイマー病の原因・危険因子　　12

Q7 認知症を予防する方法はあるのでしょうか？
　　　認知症の予防法　　16

Q8 認知症の診断はどのように行われるのですか？
　　　認知症の診断　　18

Q9 認知症と診断された患者さんとその家族には，どのようなことを心がけてもらうべきでしょうか？ 　診断を受けたらまずすべきこと　　20

Q10 認知症は遺伝するのでしょうか？ 　認知症に関わる遺伝子　　22

Q11 糖尿病があると将来認知症になると聞きましたが，本当ですか？
　糖尿病と認知症リスク　　24

Q12 認知症で死ぬことはあるのでしょうか？ 　認知症の進行　　26

Q13 認知症の薬には，どのような種類がありますか？
　治療薬の種類　　28

Q14 認知症の薬にはどのような作用・副作用がありますか？
　治療薬の作用・副作用　　30

Q15 認知症の薬はどのくらいで効果が出るのでしょうか？
症状が変わらない患者さんにはどのように対応すべきでしょうか？
　治療薬の効果発現時期　　34

Q16 認知症の薬の飲み忘れ・貼り忘れには，どのように対応するべきでしょうか？ 　飲み忘れ・貼り忘れへの対応　　36

Q17 患者さんから服薬を拒否された場合は，どのように対応するべきでしょうか？ 　服薬拒否への対応　　40

Q18 認知症の薬が追加されたら，どのように説明すればよいのでしょうか？ 　治療薬追加の説明　　42

Q19 認知症の薬を飲むと，長生きできるのでしょうか？
　　　　　　　　　　　　　　認知症治療による嚥下機能改善　　44

Q20 "記憶力を良くする"という健康食品は薦めてもよいのでしょうか？
　　　　　　　　　　　　　　健康食品・サプリメント　　46

Q21 メマンチン塩酸塩を早期から服薬したほうが認知症の進行を抑えられるのではないでしょうか？　早期のメマンチン投与　　48

Q22 介護を行ううえで家族・介護者自身が気を付けるべきことはありますか？
　　　　　　　　　　　　　　認知症カフェ　　50

Q23 日常生活では，どのようなことに気を付けてもらうべきでしょうか？
　　　　　　　　　　　　　　心がけたい生活習慣　　52

Q24 車の運転をやめてほしいのですが，どうすればよいでしょうか？
　　　　　　　　　　　　　　車の運転をやめてもらうには　　54

Q25 介護保険の申請はどのように行うのでしょうか？
　　　　　　　　　　　　　　介護保険申請　　56

どう答える？　患者・家族，介護者からのよくあるQuestion

Q26 認知症の家族を介護していて，つい腹を立ててしまいます。怒らないようにする方法はありますか？
　　　　　　　　　　　　　　介護中に怒らないようにするには　　60

Q 27 認知症の親を独りで外出させるのが心配なのですが，どうしたらよいでしょうか？　　　外出させるのが不安な場合は　　62

Q 28 認知症と診断されたのですが，家事や孫の世話，地域の活動などはやめて治療に専念するべきでしょうか？
　　　家事はやめるべき？　　64

Q 29 認知症が治らないなら，薬を飲む意味はありませんよね？
　　　治らないのに飲まないといけないの？　　66

Q 30 40代ですが，最近大事なことを忘れることが多く，仕事でミスが続いています。若年性認知症でしょうか？
　　　若年性認知症の症状　　68

Q 31 親のもの忘れがひどくなりました。早く受診させるべきでしょうか？　また，受診を拒否するのですが，受診させる上手な方法はありますか？　　　受診を嫌がる場合には　　70

Q 32 親が軽度の認知症であることを医師から家族だけに告げられました。本人に話すべきでしょうか？
　　　家族に診断が伝えられたら　　72

Q 33 親がレビー小体型認知症と診断されました。どのような症状がみられるのでしょうか？　　　レビー小体型の症状　　74

Q 34 夫がレビー小体型認知症と診断されましたが，どのようなことに気をつけるべきでしょうか？　　　レビー小体型への対応　　76

Q35 妻が初期の認知症と診断されましたが，プライドが高いため診断を受け入れません。もの忘れや勘違いで迷惑をかけているのですが，家族や友人には診断について話すべきでしょうか？
　　　　　　　　　　　　　周囲の人には知らせるべき？　　78

Q36 独り暮らしの親が軽度の認知症と診断されました。買い物や家事はきちんとできていますが，このまま独り暮らしを続けさせても大丈夫でしょうか？　軽度の認知症の独り暮らし　80

Q37 病院に連れていくのが大変なのですが，薬だけをもらうことはできませんか？　　　　　受診を嫌がる場合には　82

Q38 親が認知症と診断され，将来に大きな不安を感じています。これからどうなっていくのでしょうか？　どうしたらいいのでしょうか？　　　　家族が認知症と診断されたら　84

Q39 認知症の親が最近怒りっぽくなり，病院で薬による治療を勧められました。あまり薬は飲ませたくないのですが，ほかの方法はありますか？　　　　　　薬を使わない対応　86

Q40 認知症の親に興奮を抑える薬が出されました。1日中ぼんやりするようになり動作も鈍くなったのですが，薬をやめると興奮が戻ってしまうかもしれません。どうすべきでしょうか？
　　　　　　　　　　　　　　　抗精神病薬の副作用　88

Q41 認知症の親は感情の起伏が激しくなり，興奮しやすくなりました。介護の仕方に問題があるのでしょうか？
　　　　　　　　　　　　　　　　興奮の原因と対応　90

Q42 認知症の親が夜眠らずに家の中を徘徊するようになりました。解決できますか？　　　　徘徊対策　94

Q43 認知症の親がいつのまにか外出して迷子になり，夜になって警察に保護されました．身体は元気なので，1日中家から出さないわけにもいきません．どのような対策がありますか？
　　　　徘徊対策　96

Q44 認知症の親はセルフケアがきちんとできなくなってきました．手伝わず，自分でやらせるほうがよいのでしょうか？
　　　　セルフケア　98

Q45 認知症の親は口数が少なくなり，質問にうまく答えられなくなってきました．上手にコミュニケーションをとるには，どうすればよいでしょうか？　　患者とのコミュニケーション　102

Q46 認知症の親が家族の顔もわからなくなり，会話もなくなり，1日中部屋で座っているだけの生活となりました．どのように接するとよいのでしょうか？
　　　　高度認知症患者とのコミュニケーション　106

Q47 ショートステイの施設で妻が笑顔で話すのを久しぶりに見ました．私も介護疲れを感じているのですが，施設に預けたほうがよいのでしょうか？　　　　施設への入所　108

Q48 認知症の親は，高血圧と糖尿病のため食事療法を我慢して続けてきました．残りの人生は好きなものを食べさせてあげてもよいでしょうか？　　　生活習慣病の食事療法　110

Q49 認知症の親が食事中にむせたり失禁したり，移動が遅くなったりしています。これらも認知症の症状でしょうか？
　　　　　　　　　　　　　　　　　　進行期の食事支援　112

Q50 親の認知症が進行してきたのですが，トイレで工夫できることはありますか？　　　　進行期のトイレの工夫　114

参考文献・資料　　　　　　　　　　　　　115
索引　　　　　　　　　　　　　　　　　116

認知症を早期に見つける10のポイント

1 日常生活に支障を来すもの忘れがみられる
　アルツハイマー病（アルツハイマー型認知症）に最もよくみられる症状が記憶障害で，特に最近学んだ内容を忘れる。
- 重要な日程や約束を忘れる
- 同じことを何度も繰り返して尋ねる
- 急にメモや手帳に書き留めるようになる
- それまでは自分で行っていたことを家族に頼るようになる

2 計画や計算して処理できない
　計画を立ててそれを実行したり，数字を扱う仕事を行う能力が変化する。
- いつも作っていた料理を作れなくなる
- 毎月の家計簿がつけられなくなる
- 作業に集中するのが困難になり，仕事の処理にかなり長い時間がかかるようになる

3 家庭や職場で普通にできていたことが難しくなり，趣味も楽しめなくなる
- よく知っている場所なのに，車を運転して行くのに苦労する
- 仕事で会計処理を間違える
- 好きなゲームのルールを思い出せない

4 時間と場所の認識で混乱する
　時間の経過（日付や季節など）を認識する能力が失われる。目の前で起きていないことを理解するのが困難になる。
- 今自分がどこにいるのか，どのようにしてここへ来たのかわからない

5 目に見えている景色と空間との関係を理解できない
　視覚の異常がみられ，文字を読んだり，距離を判断したり，色やコントラストを識別することが困難になる。
- 車の運転でトラブルを起こす

6 書いたり話したりするときに，単語が出てこない

会話を続けたり，会話のなかに入ったりするのが困難になる。また，ボキャブラリーに苦労し，正しい言葉が思いつかない。
・話の途中で中断したり，話をどう続けるとよいのかわからなくなる
・同じ話を繰り返す
・物や人を間違った名前で呼ぶ

7 片付ける場所を間違え，見つけ出す方法も忘れる

大事なものをいつもと違う場所に片付けてしまい，再び見つけようとしても，どのように片付けたのか思い出せない。誰かに盗まれたと言い訳することもある。

8 判断力が低下する

判断や決断の能力が変化する。
・セールスマンに言われるままに大金を支払ってしまう
・自分の外見を整えたり身体を清潔に保つことを気にかけなくなる

9 仕事や趣味，社会活動などから遠ざかる

趣味やスポーツで仲間たちに付いていくことができなくなったり，最後までやり遂げる方法を思い出せなくなったりして，社交の場を避けるようになる。

10 感情や人格が変わる

混乱したり，疑い深くなったり，落ち込んだり，恐れたり，不安になったりする。自分が落ち着ける場所以外では，家庭や職場でも，友人と一緒にいても，感情的になりやすくなる。

現場でよく遭遇する
医療者の
Question

現場でよく遭遇する医療者のQuestion

Q1 もの忘れと認知症はどう違うのですか？

A もの忘れは正常の老化現象でもみられ，日常生活に大きな影響はありません。一方，認知症は日常生活に影響が出るほど精神機能が低下した状態で，脳の疾患により起こります。

　高齢者でもの忘れが多くなるのは，加齢とともに神経系の伝達が遅くなることによります。**もの忘れは，正常な老化現象のうち極端な症状と考えられますが，日常生活に重大な影響を及ぼすことはなく，決して病的な老化の始まりでもありません**。通常は数時間程度の短期記憶が問題になり，テストでも記憶力や学習能力の低下ありと判定される可能性があります。

　誰でも歳をとると，人の名前がすぐに出てこなかったり，この部屋に何のために来たのか忘れたりと，ちょっとしたもの忘れが増えてきます。**家族以上に本人が深刻に悩んでいる場合，多くは単なる正常の老化現象です**。家族がもの忘れを指摘し本人がそれを否定しているケースと比べると，認知症である可能性は低いといえます。

　それに対し認知症とは，日常生活に影響が出るほど高度に記憶力や思考能力などの精神機能が低下した状態のことです。認知症はある特定の病気を指しているのではなく，幅広い複数の症状をまとめて表した診断名です。

　アルツハイマー病（アルツハイマー型認知症），脳血管性認知症，レビー小体型認知症の3つの疾患で認知症全体の90％を占めますが，甲状腺疾患やビタミン欠乏症などが認知症の症状を引き起こしている場合もあり，その場合は原疾患の治療により症状が回復することもあります。

主な認知症の分類と特徴

①アルツハイマー病（アルツハイマー型認知症）
老人斑と神経原線維変化がみられる。最も多く，認知症全体の約50%を占める。

②脳血管性認知症
脳梗塞や脳出血の後に起こる。麻痺や言語障害を伴うことが多い。

③レビー小体型認知症
認知症だけでなく，睡眠の異常や幻視やパーキンソン症状を伴う。

認知症の症状

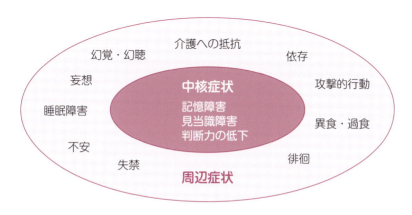

現場でよく遭遇する医療者のQuestion

Q2 認知症と高次脳機能障害はどう違うのですか？

A 高次脳機能障害は，比較的若い人が脳損傷の後遺症として認知機能障害を来した場合につけられる病名です。

　高次脳機能障害は，交通事故や転落などによる脳のけがや，脳腫瘍，脳炎，脳血管障害などの疾患により脳が損傷された結果生じる認知機能障害です。失語，失行，失認のほか記憶障害，注意力の障害，遂行機能障害，意欲や情動の障害などのさまざまな状態を総称したものです。

　高次脳機能障害は精神面や心理面の障害が中心となるため，外見上は障害が目立ちませんが，入院中よりも日常生活や社会活動の場面で障害は出現しやすくなります。しかし，**身体障害とも精神障害とも認められないため，医療・福祉のサービスを受けられず，社会のなかで孤立してしまうという問題が多くみられます**。厚生労働省では高次脳機能障害患者の支援対策を推進する観点から，行政的に診断基準を定め，対象者の診断，リハビリテーション，生活支援の確立を進めています。

　医学的な定義に従えば，認知症も一種の高次脳機能障害といえるかもしれませんが，**高齢者に進行性の認知障害が現れた場合は，通常は認知症と診断し，高次脳機能障害とは呼びません**。高次脳機能障害の診断は，比較的若い人が交通事故などによる脳損傷の後遺症として認知障害を来した場合につけられることが多く，その背景には，患者さんの障害を行政的に認定することで，医療や福祉のサービスを受けやすくするねらいがあります。

高次脳機能障害の診断は交通事故に遭った若年者などで多い

Q2 認知症と高次脳機能障害の違い

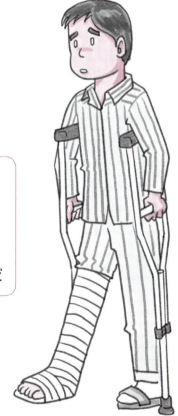

- 記憶障害
- 注意障害
- 遂行機能障害
- 社会的行動障害

　　　など

社会で孤立しないようにサービスを受けやすい体制づくりが必要

Q3 認知症と間違えられやすいケースはありますか？

A 薬の副作用やビタミン欠乏症など，認知症以外にも記憶障害や思考力の低下を引き起こすさまざまな原因が知られており，適切な治療や対応により回復できることがあります。

　認知症は，脳の細胞が障害され減少していくことで起こりますが，原因となる脳の障害はほとんどが恒久的なもので，時間とともに悪化していきます。しかし，認知症以外の原因で記憶障害や思考力の低下が引き起こされることもあり，そのようなケースでは，治療や適切な対応により回復する可能性もあります。

　例えば，**ベンゾジアゼピン系薬剤やオピオイド系薬剤，抗てんかん薬などを服用している場合に，しばしば認知症やせん妄に似た症状が副作用として現れます**。加齢に伴う腎・肝機能の低下や，多剤併用による相互作用，脳に作用する薬への過敏性などで発現しやすくなりますが，その場合は薬剤の投与中止で完全に回復することができます。

　ビタミン欠乏症でも認知症に似た症状がみられます。胃炎などで消化吸収機能が低下してB_{12}欠乏になると，認知症を含む広範囲な神経障害を来すことがあります。また，アルコール中毒や胃腸障害でナイアシン欠乏になると，ペラグラと呼ばれる全身の神経機能低下と認知症を呈する状態になります。そのほか，慢性アルコール中毒によるB_1欠乏では，コルサコフ症候群（時間や場所がわからなくなる見当識障害，健忘症，作り話など）の症状が現れます。

　そのほか，うつ病，甲状腺機能低下症，慢性硬膜下血腫なども認知症と間違えられやすい疾患です。

認知症と間違えられやすい疾患

①せん妄
意識が混濁して精神が混乱した状態で，突然発症する点が認知症とは異なる。原因は，高齢者の肺疾患や心疾患，内分泌疾患，長期の感染症，低栄養状態，薬の副作用など。

②うつ病
考え事をしたり，集中したり，思い出したりするのが困難になるため，認知症と間違えられやすい。退職後の生活環境の変化や，配偶者との死別が原因となるケースが多い。

③甲状腺機能低下症
慢性甲状腺炎などにより甲状腺ホルモンの分泌低下が続くと，もの忘れの悪化や認知機能の低下，人格の変化などがみられる。血液検査で調べることができ，甲状腺ホルモンの補充療法により回復する。

④アルコール中毒
長年にわたるアルコールの過剰摂取で脳の神経細胞が障害されていく。さらに，アルコール多飲の食生活でビタミン B_1 欠乏が生じると脳の細胞障害が進み，進行性の記憶障害や思考力・判断力の低下がみられる。

ビタミン大量補充療法と禁酒により健康的な食生活に戻すことで，認知障害の進行を停止・回復させることが可能。ビタミンＣとＥの補充は認知症の発症を抑制すると報告されている。

⑤慢性硬膜下血腫
脳の表面の血管が裂け，数週間にわたり徐々に血液が溜まり脳を圧迫することで，頭痛やふらつき，記憶障害が引き起こされる。高齢者で脳の萎縮がある場合，頭を柱にコツンとぶつける程度の衝撃でも生じうる。精神機能がゆっくりと低下していくため，高齢者では認知症と間違えられやすい。

Q4 ロコモやサルコペニア，フレイルは認知症と関連するのでしょうか？

A 加齢に伴う運動機能や身体能力の低下は，認知症の合併や発病に密接に関連しています。認知症予防のため運動器の健康維持は不可欠です。

　認知症に関連して，ロコモ，サルコペニア，フレイルという単語を見聞きするようになりました。これらは，加齢に伴って現れる運動機能の低下や身体能力の低下を表しています。

　ロコモとは，ロコモティブシンドローム（運動器症候群）の略です。日本整形外科学会が2007年に提唱した疾患概念で，運動機能の低下から要介護になるリスクの高い状態を指します。寝たきりや要介護状態になる主要な原因であり，**メタボリックシンドローム，認知症とともに健康寿命・介護予防を阻害する3大因子のひとつとなっています。**

　サルコペニアとは，加齢に伴い筋肉量が減少した状態です。高齢者は筋力や身体機能の低下とともに認知機能も低下することが研究で明らかになっており，**サルコペニアになると将来の認知症発病リスクが高くなることが報告されています。**

　フレイルは，身体的な自立の状態と要介護状態の中間に位置する状態としてとらえられます。**多くの研究から，フレイルには認知機能障害が多いことや，フレイルになると認知症の発病リスクが高くなることがわかっています。**

　運動器の健康維持について医学的な評価と対策を行うなかで，これらの状態が認知症の合併や発病と密接に関連していることが明らかになってきました。介護が不要な生活を送るため，身体活動の土台となる運動器の健康を維持することは認知症予防の観点からも重要です。

ロコモとは？
サルコペニアとは？
フレイルとは？

①ロコモ（ロコモティブシンドローム）
　加齢に伴う変形性関節症，骨粗鬆症，脊柱管狭窄症などの運動器の障害と，加齢による筋力低下，持久力低下，運動速度低下など，運動能力の低下がある状態のこと。

②サルコペニア
　老化に伴う筋肉量の減少があり，筋力低下や身体能力の低下がある状態のこと。さらに，歩行速度が遅い人や握力の弱い人では，将来認知症を発病するリスクが高くなる。

③フレイル
　加齢に伴い生じる，多臓器にわたる生理的機能の低下や身体活動性の低下，健康状態を維持するための予備能の欠乏を基盤とした，身体機能障害や健康障害を起こしやすい状態のこと。体重減少，疲労感，活動量の低下，歩行速度の遅延，筋力低下のある場合に診断される。

Q5 認知症の早期発見にはどのようなポイントがありますか？

A 一番わかりやすい症状は，同じ質問や同じ仕草を繰り返すことです。また，薬局などの会計では，いつも紙幣を出すため財布が小銭で一杯になっていることがあります。

　同じ質問や仕草を繰り返す以外にも，さまざまな早期発見のポイントがあります。例えば，**季節に合わない服装をしていたり，怒りっぽくなるのも，気付くきっかけになります**。

　また，**取り繕いは，病態がかなり進んだ状態でも残るアルツハイマー病の特徴です**。「自分で何でもできるけれど，今回はたまたま服薬を忘れた」などと言うため，家族や介護者からも話を聴かないと本当のことがわからないことがあります。

　介護認定調査員の訪問時に，座布団やお茶出しをお嫁さんに言いつけて，しっかりしているように見えて困ったというケースは，よく耳にします。頻回に家族を振り返って相づちを求めるのも，自信のなさに対しての取り繕いといえます。筆者の経験では，MMSE（ミニメンタルステート検査）1点の方が息子さんといらっしゃったときに，「息子にはいつも世話をかけています」と話されました。

　軽度認知症（MCI）の段階で治療を開始すれば今の状態を長く続けられるということを説明し，かかりつけ医あるいは専門医を受診するようにアドバイスしてください。

「もしかしたら認知症かも？」と気付くポイント

①服装がちぐはぐ
　夏になっても冬の下着が袖口から見えるなど，季節感がわからなくなることがある。

②怒りっぽくなる
　怒り方が以前より激しくなる。理由がわからずに悩むこともある。

③出不精になる
　散歩に出て家に帰れなくなった経験があると，外出するのが心配になり，好きだった買い物や喫茶店通いも億劫がるようになる。

④「薬がない！」と訴える
　話の内容がちぐはぐの場合は，"ひょっとしたら…"と疑い，可能な場合にはご家族にも事情を聞く。

⑤万引きをすることも
　悪いという認識がない場合には，認知症も疑われる。

Q6 アルツハイマー病は何が原因となり，どのような危険因子があるのでしょうか？

A 原因は完全には解明されていませんが，脳の神経細胞が死滅して少なくなるという発病メカニズムがわかっています。脳組織に老人斑と神経原線維変化がみられるのが特徴です。危険因子としては，加齢や家族歴のほか，心血管によくない生活習慣などが指摘されています。

　アルツハイマー病は，認知症のなかで最も研究が進んでおり，その発病には遺伝的要因と，長年にわたる生活習慣・環境要因の組み合わせが関わると考えられています。

　アルツハイマー病の原因は完全には解明されていませんが，脳の細胞に障害をもたらし，細胞を死に至らしめることがわかっています。アルツハイマー病の脳では神経細胞の数が減り，神経細胞間の連絡も少なくなっています。脳の神経細胞が死滅して少なくなるほど，脳の容積は小さくなり脳の萎縮が進みます。**アルツハイマー病の脳組織を顕微鏡で観察すると，老人斑と神経原線維変化という2つの異常が見つかります。**

　アルツハイマー病には14，15頁に示すような危険因子がありますが，これらは脳血管性認知症の発病にも関連しています。**生活習慣を改善し心筋梗塞や脳梗塞などの心血管病を予防することは，アルツハイマー病と脳血管性認知症の発病のリスクを下げることにもつながります。**

アルツハイマー病の脳組織の特徴

①老人斑
　βアミロイドと呼ばれる蛋白質の塊で，神経細胞間の連絡の障害などにより神経細胞を障害して死に至らしめる。神経細胞の周囲にβアミロイドが集まってくることが，アルツハイマー病で神経細胞が死滅する原因と考えられている。

②神経原線維変化
　神経細胞の軸索は栄養素などを輸送する役割をもち，これが正常に機能するためにタウという蛋白質が働く。神経原線維変化とは，タウ蛋白がねじれてつながった異常な線維が神経細胞のなかに溜まったもので，これが軸索の輸送を障害し，最終的には細胞を死に至らしめる。

健康成人
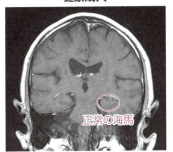
正常の海馬

アルツハイマー型認知症
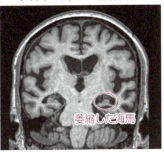
萎縮した海馬

アルツハイマー病では脳の萎縮が進み，特に海馬が強く萎縮する

老人斑
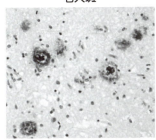

神経原線維変化
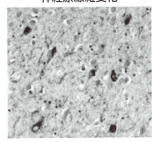

（写真提供：愛知医科大学　橋詰良夫名誉教授）

アルツハイマー病の危険因子

1 年齢

　加齢はアルツハイマー病の最大の危険因子。アルツハイマー病は決して正常の老化現象ではないが，発病リスクは65歳以上になると格段に上昇する。認知症の割合は60歳以降，10歳ごとに2倍ずつ増えていく。

2 家族歴と遺伝

　アルツハイマー病の両親や兄弟姉妹がいる場合は，アルツハイマー病の発病リスクが若干上昇する。しかし，家族のなかに複数のアルツハイマー病患者がいる場合に，どのような遺伝子のメカニズムが働いているかはまだわかっていない。発病リスクを最も高める遺伝子がアポリポプロテインE e4（APOE e4）だが，この遺伝子をもつからといって必ずしもアルツハイマー病になるわけではない（→Q10）。

3 ダウン症候群

　ダウン症候群の患者の多くがアルツハイマー病になり，健常人と比べると10〜20年早く症状が現れる傾向がある。ダウン症候群の原因となっている3本の21番染色体のなかにある遺伝子が，アルツハイマー病のリスクを高めると考えられている。

4 性別

女性は男性よりもアルツハイマー病になりやすい傾向がある。ただし，女性のほうが長生きして発病の機会が多いことも理由として挙げられる。

5 軽度認知障害（mild cognitive impairment：MCI）

明らかに問題となる記憶障害や認知機能の低下がみられるが，認知症と診断するほど高度ではないときにはMCIと診断される。MCI患者は将来認知症になるリスクの高い集団で，この段階で生活習慣を改善して記憶障害を補うことで，認知症の発病を抑えたり遅らせる可能性がある。

6 頭部外傷

高度な頭部外傷を経験すると，アルツハイマー病の発病リスクが高まる。

7 心血管によくない生活習慣

心血管病リスクを高める生活習慣や病気はアルツハイマー病のリスク上昇にも関わることが，いくつかの疫学研究からわかってきた。具体的には以下の通り。

- ・運動不足　・肥満　・喫煙　・高血圧　・高コレステロール
- ・糖尿病　・野菜や果物のない食事

Q7 認知症を予防する方法はあるのでしょうか？

A エビデンスはありませんが，運動や食事などの生活習慣を改善し，慢性疾患をコントロールすることで，予防できる可能性があります。

　アルツハイマー病の危険因子のうち，年齢や遺伝などはどうすることもできませんが，環境要因や生活習慣，慢性疾患は個人の努力で改善することが可能です。

　適度な運動や健康的な食事，いわゆる「脳トレ」などによる生活習慣の改善でアルツハイマー病は予防できるのか，また，高血圧や糖尿病などの慢性疾患はアルツハイマー病の発病にどう影響するのかを明らかにするため，さまざまな研究が行われてきました。しかし，その効果について明らかな科学的証拠はいまだに得られず，また，発病を予防する薬やサプリメントも見つかっていません。

　そのような現状ですが，**認知症予防のためにできるのは，脳と身体をいつまでも健康に保つように，慢性疾患をコントロールして生活習慣を改善すること**です。具体的には，次ページのような生活習慣がすべての成人に推奨されています。直接発病を予防したり遅らせたりできるかは不明ですが，これらを続けることは，長く健康を維持して幸せな人生を送ることにつながるでしょう。

認知症を予防する生活習慣

①定期的な運動
②野菜と果物の多い健康的な食事
③社交や知的な活動
④糖尿病のコントロール
⑤高血圧の改善
⑥高コレステロールの改善
⑦適正体重の維持
⑧禁煙
⑨抑うつ気分の治療

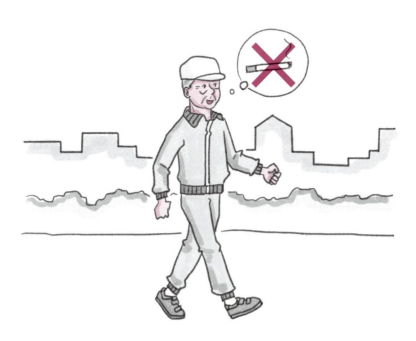

現場でよく遭遇する医療者のQuestion

Q8 認知症の診断はどのように行われるのですか？

A 詳細な診察と認知テスト，画像診断などにより医学的な評価を積み重ねて認知症の原因を診断していきます。しかし，認知症のタイプを判断するのは容易ではなく，タイプが特定されないこともあります。

　認知症の原因を直ちに診断するのは容易ではありません。**それだけでアルツハイマー病を判定できる検査は存在せず，**アルツハイマー病の診断には，注意深く医学的評価を積み重ねることが必要となります。

　記憶に障害がみられる場合，その原因はアルツハイマー病に限りません。記憶力や思考能力に影響を及ぼす疾患は多く，例えば，うつ病や甲状腺疾患，慢性硬膜下血腫のほか，薬の副作用などでも認知症のような症状は現れます（➡Q3）。まず医師は，それらを除外するために問診や検査を行います。

　その次に，アルツハイマー型なのか，ほかのタイプなのかを診断します。しかし，タイプが異なる認知症でも症状や脳の変化は似ている部分が多いので，区別するのは容易ではありません。そのため，医師は認知症と診断するだけで，タイプを特定しない場合もあります。そのようなケースでは，より正確な診断のために，神経内科や老年精神科などの専門医を受診するのがよいでしょう。

アルツハイマー病の診断に必要な医学的評価

①徹底的な病歴の聴取
　症状の経過，生活への影響，合併症，家族歴など

②精神機能の検査
　長谷川式簡易知能評価スケール，ミニメンタルステート検査（MMSE）など

③身体的および神経学的検査
　全身状態，循環器系，内分泌系，運動感覚機能など

④血液検査
　甲状腺機能，ビタミンなど

⑤脳の画像診断
　CT，MRI，PET検査など

現場でよく遭遇する医療者のQuestion

Q9 認知症と診断された患者さんとその家族には,どのようなことを心がけてもらうべきでしょうか？

A 地域で情報源を見つけること,周囲の支援を求めること,そして前向きに生きることです。

　認知症と診断された本人やその家族に心がけてもらうのは,①**情報源を見つけること**,②**支援を求めること**,③**前向きに生きること**――の3つです。

　まず,地域で必要な情報が得られる場所を知っておくことが重要です。具体的には,専門の医師,看護師,ケアマネジャー,ケースワーカー,患者家族会,老人ホームや施設などを確認しておきます。

　また,自分たちだけですべての問題を解決しようとして,かえって対策が遅れたり,患者さんや介護者が心身ともに憔悴して病気などで苦しむケースがあります。ほかの家族や友人に手伝ってもらったり,専門家からアドバイスを受けたり,周囲からの支援を積極的に求めるべきです。誰かを介護するには,まず自分が健康でなければなりません。

　そして,前向きに生きることが重要です。認知症は患者さんと家族の生活を大きく変えてしまいます。しかし,良いことや悪いこと,楽しいことや面白いことなど,人生のさまざまな瞬間はそれでも続いていきます。これまで行っていたことはしばらく置いておいて,別のことを考えます。例えば,毎朝1杯のコーヒーをじっくり楽しんだり,好きな映画を観たりして,ゆとりのある人生を送るとよいでしょう。

まずは情報源を把握する

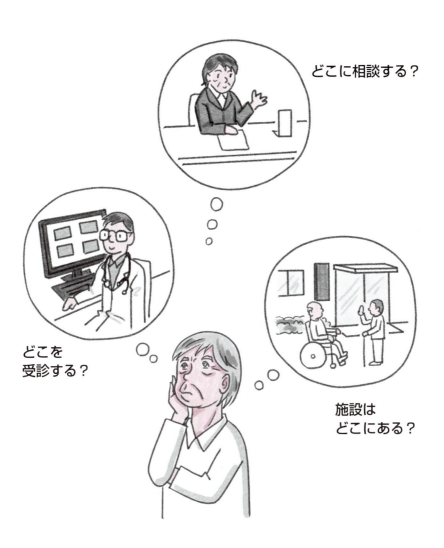

Q10 認知症は遺伝するのでしょうか？

A リスク遺伝子により認知症になりやすい体質は遺伝しますが，必ず発病するわけではありません。また，必ず発病する遺伝子変異が明らかになっていますが，非常にまれです。

　アルツハイマー病のリスク遺伝子と原因遺伝子が見つかっています。リスク遺伝子をもっていると将来の発病する確率が高くなりますが，必ず発病するというわけではありません。いくつかのリスク遺伝子が見つかっており，**最も強く影響するのがアポリポプロテインE e4遺伝子（APOE e4）**です。

　アルツハイマー病の発病は，約2割がAPOE e4によると考えられています。APOE遺伝子型にはAPOE e2，APOE e3，APOE e4の3種類があり，すべての人は両親からいずれかのAPOE遺伝子型を1つずつ遺伝します。APOE e4が遺伝するとアルツハイマー病の発病リスクが高くなります。

　一方，原因遺伝子をもっていると将来，必ず発病します。蛋白質を作る遺伝子の**アミロイド・プレカーサー・プロテイン（APP），プレシナリン1（PS1），プレシナリン2（PS2）に変異がみられると，アルツハイマー病が引き起こされます**。この場合は家族性アルツハイマー病または遺伝性アルツハイマー病と呼ばれます。

　家族性の場合，何世代にもわたり多くの親族がアルツハイマー病を発病します。そして，60歳未満で症状が現れることがほとんどで，なかには30代や40代で現れることもあります。

アルツハイマー病の
リスク遺伝子と原因遺伝子

① APOE e4 をもつ
　➡発病のリスクが上昇
　・メカニズムは不明
　・一般人口における APOE 遺伝子型をもつ人の割合は，e2 が 5%，e3 が 85%，e4 が 10%
　・APOE e4 が 2 つの場合はリスクがさらに高まる
　・APOE e4 があると，発症年齢が若くなる傾向がある

② APP，PS1，PS2 の変異
　➡発病（家族性アルツハイマー病）
　・確認されたのは世界中で数百家系のみ
　・家族性アルツハイマー病の患者数はアルツハイマー病全体の 1% 未満

現場でよく遭遇する医療者のQuestion

Q11 糖尿病があると将来認知症になると聞きましたが，本当ですか？

A 糖尿病は脳血管性認知症のみならず，アルツハイマー病のリスクも高めます。アルツハイマー病の患者さんの脳は，糖尿病の脳と同じ状態になっていることが明らかになっています。

　2型糖尿病を放置すると脳血管性認知症やアルツハイマー病のリスクが高くなることが，多くの研究により示されてきました。糖尿病が心筋梗塞や脳梗塞のリスク要因であることはよく知られているので，脳血管性認知症になりやすいことは容易に理解できると思います。

　一方，アルツハイマー病についても，糖尿病が発病に関与する仕組みが明らかになりつつあります。高血糖状態が長期間続くと，体内で糖と蛋白質が結び付き，**終末糖化産物（AGE）という強い毒性をもった老化を進める物質が作られます**。

　また糖尿病は，身体の細胞が糖を取り込むのに必要なインスリンを十分に産生できなくなったり，インスリン抵抗性が高まるなどして高血糖が持続している状態です。実は，**アルツハイマー病と糖尿病では患者さんの脳が同じ状態になっていることがわかってきました**。糖尿病と同じ脳の状態がアルツハイマー病を引き起こすことから，アルツハイマー病を「3型糖尿病」と呼ぶ研究者もいます。

糖尿病がアルツハイマー病の発病に関与する仕組み

①終末糖化産物（AGE）
　高血糖が長期間続くと発生する物質。強い毒性をもち老化を進める。蛋白質の可溶性や分解を妨げるので，脳で産生された AGE が β アミロイドの凝集を促進したり，タウ蛋白を固定して神経原線維変化を形成するのに関わっている可能性がある。

②インスリンの産生低下
　アルツハイマー病患者の脳では，糖尿病患者の脳と同じようにインスリンの産生が低下してインスリン抵抗性が増強している。インスリンには，脳内でアルツハイマー病の原因となるタウ蛋白の産生やリン酸化を調節する役割があることがわかってきた。

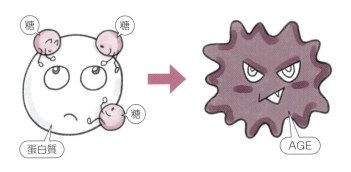

現場でよく遭遇する医療者のQuestion

Q12 認知症で死ぬことはあるのでしょうか？

A 米国ではアルツハイマー病が死因の第3位です。直接的な死因ではないため日本ではあまり記録に残りませんが，アルツハイマー病が進行した結果として，死に至る患者さんはかなり多いと思われます。

　アルツハイマー病の大半は，発病が明らかになってからの余命が3〜10年と考えられています。アルツハイマー病は脳の細胞に障害をもたらし，細胞を死に至らしめますが，この変化は海馬（新しい記憶の形成をつかさどる部位）とその周辺の脳から始まり，そこから**何年もかけて細胞の障害が脳全体に広がっていきます。そして最後には，呼吸や心拍をつかさどる脳の部位にも障害が及びます。**

　この障害の広がりに伴い，アルツハイマー病は発症してから次第に進行していき，最後は24時間の介護が必要となります。さらに，感染症に弱くなり，特に肺炎にかかりやすくなります。**最近の米国の研究では，アルツハイマー病は心疾患，がんに次ぐ死因の第3位と報告されています。**

　日本では，肺炎や心不全など直接的な死因が記録される傾向にあるため，アルツハイマー病は死因の上位には上がってきません。しかし，アルツハイマー病の進行期に肺炎が回復せずに死亡した場合，総合的な観点からみると死因はアルツハイマー病と考えられます。**アルツハイマー病が進行した結果として死に至る患者さんは，日本でもかなり多いと思われます。**

アルツハイマー病の進行

発病： 記憶障害や軽度認知障害（MCI）

⬇

理解力や判断力，見当識の障害

⬇

幻覚，妄想や異常行動

⬇

見守りや介護を必要とする高度な認知症へ

⬇

進行期：
- 言葉によるコミュニケーション能力がなくなる
- 食べたり飲み込んだりすることが困難
- 介助歩行からやがて歩行ができなくなる

⬇

- 24時間の介護が必要
- 感染症に弱くなり，特に肺炎にかかりやすくなる

Q13 認知症の薬には，どのような種類がありますか？

A アルツハイマー病に対する医療用医薬品は，ドネペジル塩酸塩などのAChE阻害作用をもつ3種類と，それらと異なる作用をもつメマンチン塩酸塩の合計4種類が市販されています。
レビー小体型認知症に対してはアリセプトのみが使用でき，血管性認知症に対しては降圧薬が推奨されます。

現在，臨床で使われているアルツハイマー病治療薬には4種類あります。すなわち，**アセチルコリンエステラーゼ（AChE）阻害薬のドネペジル塩酸塩（アリセプト），ガランタミン臭化水素酸塩（レミニール），リバスチグミン（リバスタッチ，イクセロン）**と，**N-メチル-D-アスパラギン酸（NMDA）受容体拮抗薬のメマンチン塩酸塩（メマリー）**です。

いずれもアルツハイマー病の根本治療薬ではなく，あくまでも症状の進行を抑える薬です。副作用を軽減するために低用量から開始し，有効用量まで増量します。また，AChE阻害作用をもつ3種類は同時に使用することはできませんが，メマンチン塩酸塩は作用が異なるため，AChE阻害薬と併用できます。

なお，根本治療薬の開発では，**γセクレターゼ阻害薬**の臨床試験が進行中です。これはアルツハイマー病の要因とされるβアミロイドの凝集抑制を期待するもので，今後は，早期の段階からアルツハイマー病の発病を抑制する先制医療での創薬が期待されます。

アルツハイマー病治療薬一覧

一般名	ドネペジル塩酸塩	ガランタミン臭化水素酸塩	リバスチグミン	メマンチン塩酸塩
主な商品名	アリセプト	レミニール	リバスタッチ イクセロン	メマリー
作用機序	AChE 阻害	AChE 阻害 nAChR アロステリックモジュレーター	AChE/BuChE 阻害	NMDA 受容体拮抗
適応症	軽度・中等度・高度	軽度・中等度	軽度・中等度	中等度・高度
剤形	錠・細粒・D錠・ゼリー・ドライシロップ	錠・OD錠・液	パッチ	錠・OD錠
規格	3, 5, 10mg	4, 8, 12mg	4, 5, 9, 13.5, 18mg	5, 10, 20mg
用量(mg/日) 開始量 有効量*	3mg（開始量）2週後に5mgに増量 5mg*（軽～中）10mg*（高度のみ）	8mg（開始量）4週後に16mgに増量 16mg*, 24mg*（軽～中）	4.5mg（開始量）4週毎に4.5mgずつ増量 18mg*（軽～中）	5mg（開始量）1週毎に5mgずつ増量 20mg*（中～高度）
用法	1回/日	2回/日	1回/日	1回/日
半減期	89.3±36.0 (5mg錠)	9.4±7.0 (8mg錠)	2.12±0.21 (18mg)	71.3±12.6 (20mg錠)
代謝	肝臓 (CYP2A6, 3A4)	肝臓 (CYP2D6, 3A4)	非肝臓 (腎排泄)	非肝臓 (腎排泄)

- **ドネペジル塩酸塩（アリセプト）**：
  1999年発売。剤形が多種類あり，患者の服薬コンプライアンスを向上させるための選択肢となる。
- **ガランタミン臭化水素酸塩（レミニール）**：
  2011年発売。1日2回の服用なので，服薬管理の工夫もコンプライアンスには大切な要因となる。
- **リバスチグミン（リバスタッチ，イクセロン）**：
  2011年発売。貼付剤のパッチという特性があり，内服が困難な患者には有効な剤形といえる。リバスチグミンとメマンチン塩酸塩は腎排泄が主となり，それぞれ代謝の主となる肝臓や腎臓の機能低下に注意が必要。

現場でよく遭遇する医療者のQuestion

Q14 認知症の薬にはどのような作用・副作用がありますか？

A アルツハイマー病治療薬には認知機能改善作用があります。AChE阻害薬では活動性が高まり，NMDA受容体拮抗薬では言動が穏やかになるなどの効果がみられます。
副作用は薬剤によって異なり，転倒などに注意が必要です。

　ドネペジル塩酸塩（アリセプト），ガランタミン臭化水素酸塩（レミニール），リバスチグミン（リバスタッチ，イクセロン）では，会話が続けられるようになったり，自分でデパートに行けるようになったり，カラオケに行くようになるなど，活発さがみられるようになります。

　ドネペジルやガランタミンは副作用として，下痢や吐き気・食欲不振が出ることがありますが，多くの場合は自然に消えていきます。また，飲み始めや増量時にめまいやふらつき，眠気などが発現することがあるので転倒に注意しなくてはなりません。リバスチグミンは貼付剤のため，皮膚の瘙痒感やかぶれなどが発現しやすくなります。

　一方，メマンチン塩酸塩（メマリー）では，言動を穏やかにする効果が期待できます。副作用としては，低用量から眠気やふらつきが発現することがあるので，家の中でも転倒に気を付ける必要があります。また，メマンチンはAChE阻害薬と異なる作用を有することから，AChE阻害薬と併用することによって，より高い効果が得られ，しかも副作用が抑えられることがあります。

　薬局などでは，副作用が出たときの対応について医師との間であらかじめ取り決めをしておくことが望ましいでしょう。もしものときに迅速な対応が可能になります。

アルツハイマー病治療薬の作用

①アセチルコリンエステラーゼ（AChE）阻害薬

脳の神経細胞で情報を伝えるアセチルコリンがアセチルコリンエステラーゼによって分解されることを抑え，脳内の情報伝達をスムーズにする。

ドネペジルの作用機序

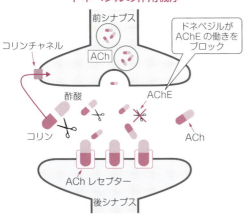

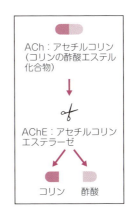

② N-メチル-D-アスパラギン酸（NMDA）受容体拮抗薬

アルツハイマー病では，脳内で情報を伝えるグルタミン酸の受け手であるNMDA受容体が必要以上に活発に働く。その結果，脳の神経細胞が過剰に刺激されて，記憶に関する情報の伝わり方に混乱が起こり，神経細胞自体も傷つく。

このNMDA受容体に結合することによって，神経細胞への過剰な刺激を抑制し，記憶の情報の伝達を整えて神経細胞を保護する。

メマンチンの作用機序

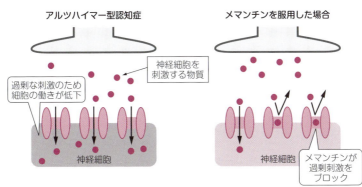

患者・家族に説明する認知症治療薬の副作用

主な製品名		アリセプト	レミニール	
一般名		ドネペジル塩酸塩	ガランタミン臭化水素酸塩	
薬理作用		AChE 阻害	AChE 阻害 nAChR の感受性亢進	
主な副作用と対応	めまい	飲み始めや増量時にめまい，眠気など ➡ 転倒に十分注意。車の運転などの機械操作は控える ➡ （医師と相談のうえ，対応を取り決め）副作用が出ていなかった前回の投与量にして服用し，様子をみるように伝え，許容できるなら予定している日に受診。できない場合はなるべく早く受診する	飲み始めや増量時に頭痛，めまい，眠気など ➡ 転倒に十分注意。車の運転などの機械操作は控える。多くの場合，体が慣れれば症状は消える。症状が続く場合は相談する	
	いらいら	活発になりすぎたり，いらいらする ➡ 別の薬が追加されることがある	—	
	消化器	飲み始めや増量時に軽い吐き気があり便が軟らかくなる。特に 3mg 服用開始時と 10mg 服用開始時の早い時期に出ることがある ➡ 多くの場合，症状は 1 週間程度で消える。症状が続く場合は相談する	飲み始めや増量時に軽い吐き気があり便が軟らかくなる ➡ 多くの場合，体が慣れれば症状は消える。症状が続く場合は相談する	
	心臓	徐脈，不整脈 ➡ すぐに相談する	徐脈，不整脈 ➡ すぐに相談する	
	皮膚	—	—	
	パーキンソン症状	【レビー小体型認知症で処方されている場合】パーキンソン症状が悪くなるなど何か症状などが出た場合 ➡ すぐに相談する	—	

AChE：アセチルコリンエステラーゼ　　nAChR：ニコチン性アセチルコリン受容体
NMDA：N-メチル-D-アスパラギン酸　　BuChE：ブチリルコリンエステラーゼ

	リバスタッチ / イクセロン	メマリー
	リバスチグミン	メマンチン塩酸塩
	AChE/BuChE 阻害	NMDA 受容体拮抗
	開始時や増量時にめまい，眠気など ➡ 転倒に十分注意。車の運転などの機械操作は控える ➡ （医師と相談のうえ，対応を取り決め）副作用が出ていなかった前回の投与量にして貼付し，様子をみるように伝え，許容できるなら予定している日に受診。できない場合はなるべく早く受診する	飲み始めや増量時にめまい，ふらつき，眠気など ➡ 転倒に十分注意。車の運転などの機械操作は控える ➡ （医師と相談のうえ，対応を取り決め）副作用が出ていなかった前回の投与量にして服用し，様子をみるように伝え，許容できるなら予定している日に受診。できない場合はなるべく早く受診する
	いらいら，怒りっぽいなどの症状，気を失う，痙攣などの報告がある ➡ 別の薬が追加されることがある	いらいら，怒りっぽいなどの症状，気を失う，痙攣などの報告がある ➡ 別の薬が追加されることがある
	嘔吐，吐き気，食欲不振など ➡ 多くの場合，体が慣れれば症状は消える。症状が続いたり，胃のもたれ，痛み，便が黒くなることがあれば相談する ➡ （医師と相談のうえ，対応を取り決め）副作用が出ていなかった前回の投与量にして服用し，様子をみるように伝え，許容できるなら予定している日に受診。できない場合はなるべく早く受診する	便秘，食欲不振など ➡ 多くの場合，体が慣れれば症状は消える。症状が続く場合は相談する
	徐脈，不整脈 ➡ すぐに相談する	—
	パッチを貼った部位に赤みなどの皮膚症状が出る ➡ 皮膚症状が出る前からはがした部位に保湿剤を忘れずに塗る ➡ 同じ部位には続けて貼らない。一度貼った部位にはなるべく 2 週間以上空けてから貼る	—
	—	—

（各薬剤の添付文書およびインタビューフォームを参考に作成）

現場でよく遭遇する医療者のQuestion

Q15 認知症の薬はどのくらいで効果が出るのでしょうか？症状が変わらない患者さんにはどのように対応すべきでしょうか？

A 投与開始から日が浅い場合は服薬継続の必要性を説明します。ある程度の服薬期間があり，認知症の進行がみられる場合は，薬の増量や追加も選択肢となることを伝えます。

　効果が実感できるまでに数週間〜3カ月はかかります。「変化がない＝薬が効いている」と考え，服薬を中止せずに継続することが重要です。
　認知症の薬はあくまでも認知症の症状の進行を遅らせることが目的です。
　認知機能が良くならなくても，薬によって進行を遅らせていると考えられます。急に薬をやめた場合，進行を遅らせていた認知症の症状が悪化することがあることを患者に伝える必要があります。投与開始から日が浅い場合は，すぐに効果が感じられないからといって服用をやめてしまうことがないよう，服薬継続の意義を説明し，納得してもらうことが大切です。
　認知症の薬は，効果が現れるまで数週間〜3カ月かかり，**"変わらない"ということは，"悪くなっていない"ということで，それが薬の効果です**。すぐに薬の効果が現れるのを期待したくなるのは当然ですが，患者が服薬開始から数カ月で図書館に行くようになったり，積極的に買い物に出かけるようになった例があります。また，**6週間以上服薬を中止した場合は，再開しても効果が期待できないことは伝えるとよいでしょう**。
　しかし一方で，服薬をある程度の期間続けている患者さんで，認知症が進行し重症度が上がってきている場合，薬の効果を感じにくくなるのは事実です。その場合は，薬を増量したり，新しく薬を追加することがあることを伝えます。また，患者さんの家族が薬の必要性を感じておらず，中止を希望している場合は，話を傾聴し医師にフィードバックすることも大切です。

認知機能の改善時期

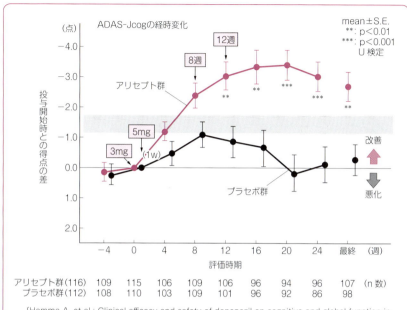

〔Homma A, et al.: Clinical efficacy and safety of donepezil on cognitive and global function in patients with Alzheimer's disease. A 24-week, multicenter, double-blind, placebo-controlled study in Japan. E2020 Study Group. Dement Geriatr Cogn Disord, 11(6): 299-313, 2000 より改変〕

自己判断で中止した場合の症状の進行

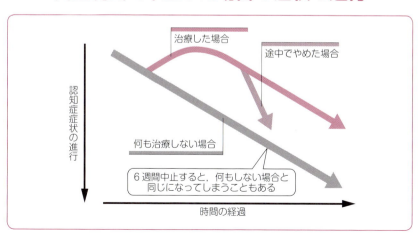

Q16 認知症の薬の飲み忘れ・貼り忘れには，どのように対応するべきでしょうか？

A 飲み忘れがないように工夫したうえで，もしも飲み忘れ・貼り忘れがあった場合は，薬ごとに適切に対応します。

　認知症患者さんは多種類の薬を使用していますが，すべての薬について飲み忘れ・貼り忘れをなくすよう工夫します。特に認知症では，症状の進行とともに薬の自己管理が難しくなっていくため，家族・介護者がお薬箱やお薬カレンダーにセットするなど，服薬管理に関わることが不可欠です。軽度認知症の段階から薬の管理ができないことも珍しくないため，デイサービスでは介護職員に服薬管理をお願いします。

　また，認知症患者さんの官能評価において，**複数の処方薬のうち1剤でもOD錠に変更すると，服薬継続性が向上することが報告されています**。家族から服薬状況を聞き取り，服用しやすい剤形（OD錠，ゼリー，貼付剤など）や，薬の数・服用回数を減らすための合剤への切り替え，1日1回製剤への変更を医師に提案することは適正な薬の管理につながります。

　飲み忘れ・貼り忘れ時の対応は薬剤ごとに異なります。ドネペジル塩酸塩（アリセプト）とメマンチン塩酸塩（メマリー）は翌日から1回分を服用し，2日分を一度に飲まないように気を付けます。

　リバスチグミン（リバスタッチ，イクセロン）は貼り忘れに気が付いたときに貼付します。ガランタミン臭化水素酸塩（レミニール）は，すぐに気付いたときはできるだけ早く1回分を飲みますが，数時間経ってしまった場合は，その回の服用はやめ，次回から1回分を服用します。

データによると1剤でもOD錠が良い

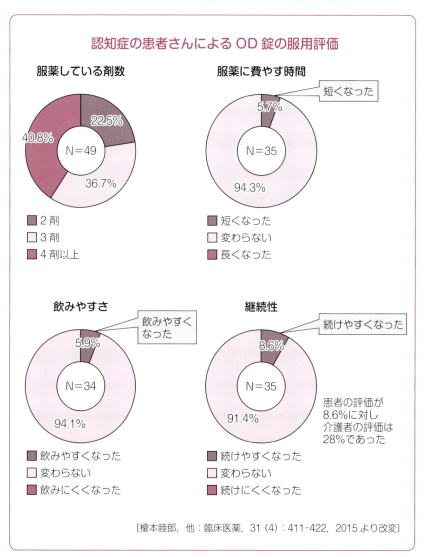

認知症治療薬の飲み忘れ時・貼り忘れ時の対応

主な製品名	アリセプト	レミニール
一般名	ドネペジル塩酸塩	ガランタミン臭化水素酸塩
飲み忘れ時・貼り忘れ時の対応	飲み忘れても2日分を一度に飲まない。次の日からきちんと1回分を飲むようにする[血漿中濃度半減期が長い(89時間/5mg錠)ので1回分飲み忘れても比較的影響は少ない]	**すぐに気が付いた場合** ➡できるだけ早く1回分を飲む **数時間経ってから気が付いた場合** ➡その回の服用はやめて,次の回からきちんと1回分を飲むようにする
半減期[時間]	89.3 ± 36.0（5mg錠）	9.4 ± 7.0（8mg錠）
主な消失経路	肝臓（CYP2D6, 3A4）	肝臓（CYP2D6, 3A4）

	リバスタッチ / イクセロン	メマリー
	リバスチグミン	メマンチン塩酸塩
	貼り忘れに気付いたときに貼る 4日間以上貼っていない期間がある場合は，次に使うパッチの大きさが変わることがあるので，主治医に相談する	飲み忘れても2日分を一度に飲まない。次の日からきちんと1回分を飲むようにする [血漿中濃度半減期が長い（71時間/20mg錠）ので，1回分飲み忘れても比較的影響は少ない]
	2.12 ± 0.21 (18mg)	71.3 ± 12.6 (20mg 錠)
	腎臓	腎臓

（各薬剤の添付文書およびインタビューフォームを参考に作成）

Q17 患者さんから服薬を拒否された場合は，どのように対応するべきでしょうか？

A 無理強いすることは避けましょう。おやつの時間に服薬したり，ゼリータイプの薬にするなどの工夫により，飲んでもらえるケースがあります。

　服薬拒否にはさまざまな原因が考えられます。嚥下機能の低下は高齢者の服薬が困難になる理由のひとつですが，認知症では服薬拒否という形で現れることがあります。

　また，決められた服薬時点に飲めないことが服薬拒否につながっていることもあり，その場合は服薬のタイミングの変更を検討します。例えば，**食後服用で処方されている場合，家族や介護者の多くは必ず食後に飲まなければいけないと思っていますが，医師に相談のうえ服薬時点を変更できることがあります。**

　服薬のタイミングが変えられる場合は，**おやつの時間に合わせると問題を解決できることもあります。**あるグループホームでは，おやつの時間に薬を一緒に出し「先にこれを飲もうね」と勧めることで，素直に飲んでもらえるようになりました。また，ゼリータイプの薬に替えると，おやつ感覚で飲んでもらえることもあります。

認知症患者の服薬拒否の理由

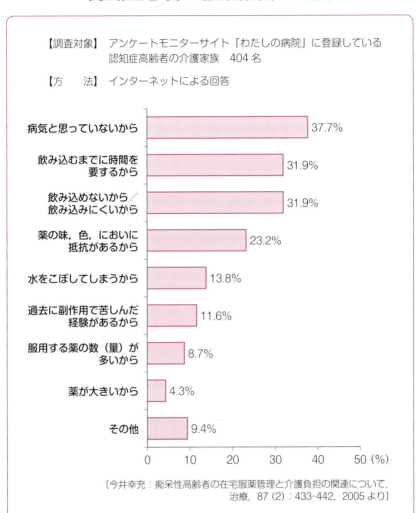

【調査対象】 アンケートモニターサイト「わたしの病院」に登録している認知症高齢者の介護家族 404名

【方法】 インターネットによる回答

- 病気と思っていないから 37.7%
- 飲み込むまでに時間を要するから 31.9%
- 飲み込めないから／飲み込みにくいから 31.9%
- 薬の味，色，においに抵抗があるから 23.2%
- 水をこぼしてしまうから 13.8%
- 過去に副作用で苦しんだ経験があるから 11.6%
- 服用する薬の数（量）が多いから 8.7%
- 薬が大きいから 4.3%
- その他 9.4%

〔今井幸充：痴呆性高齢者の在宅服薬管理と介護負担の関連について．治療，87（2）：433-442，2005 より〕

Q17 服薬拒否への対応

現場でよく遭遇する医療者のQuestion

Q18 認知症の薬が追加されたら，どのように説明すればよいのでしょうか？

A 今までと違った症状が出たために薬が追加されたと考えられます。違った症状や気になる症状が出ていないかを確認し，薬が追加された理由を理解してもらいます。

　家族（介護者）としては，これ以上薬は増やしたくないという気持ちから，薬の追加に対し不安を感じるでしょう。薬が追加された理由を理解しているか確認することが重要です。**これまでとは違う症状や気になる症状が出ていないかを聴き取ったうえで，症状に合わせて薬が追加されることがあることを説明します。**

　十分な理解が得られていない場合は，服薬間違いが起こる可能性があります。筆者は，メマンチン塩酸塩（メマリー）が追加された患者さんがドネペジル塩酸塩（アリセプト）を飲むのをやめてしまったケースを経験しました。後でわかったのですが，家族は認知症の薬が変更されたと勘違いしていたのです。

　追加された薬は今までと違った症状に対して処方されているということを説明し，家族・介護者に納得して服薬介護をしてもらうことが服薬間違いの回避につながります。

中核症状と周辺症状の図で、薬の追加を説明

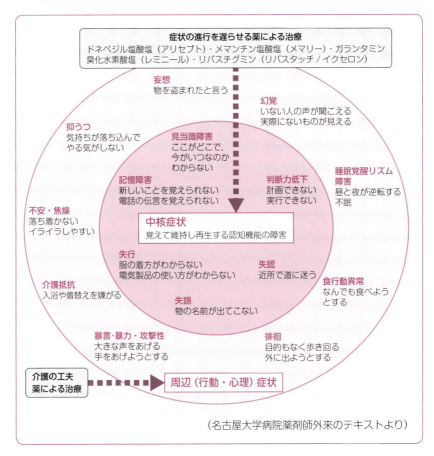

（名古屋大学病院薬剤師外来のテキストより）

　認知機能の障害の症状の進行を遅らせる薬は、ドネペジル塩酸塩（アリセプト）、メマンチン塩酸塩（メマリー）、ガランタミン臭化水素酸塩（レミニール）、リバスチグミン（リバスタッチ、イクセロン）。
　不安、抑うつ、興奮、徘徊などの症状は介護上問題となり、対症的な薬物療法、環境の調整、応対上の工夫などで改善が期待できる。周辺症状を改善するための薬が追加されることを上のような図で説明するとわかりやすい。

Q19 認知症の薬を飲むと，長生きできるのでしょうか？

A 長生きできるという報告はありません。
しかし，服薬により嚥下機能が回復する効果が報告されており，その結果，誤嚥性肺炎の回避や，食欲増進による体調改善が期待されます。

　認知症治療薬により余命が延びるとのデータはありません。しかし，**認知症患者においてドネペジル塩酸塩増量後の嚥下機能の変化を評価するため，反復嚥下機能テスト（RSST）を行ったところ，嚥下機能が正常な回数まで回復したとする報告があります**。

　嚥下機能の改善により誤嚥のリスクが軽減される可能性があり，その結果，誤嚥性肺炎を回避でき，入院につながるイベントの回数が減少すると考えられます。また，嚥下機能が低下している認知症患者さんの服薬や食事の介護は，介護者にとって大きな負担となりますが，この点でも改善が期待されます。

　実際に，服薬によって食べる量が増えた，積極的に食べるようになったとの声を介護者から聴くことがあります。薬により長生きできるわけではありませんが，食事ができることで体調も良くなり，家の中での行動も活発になり，排便管理も良くなるのではないかと思われます。

ドネペジル塩酸塩服用後の反復嚥下機能テスト(RSST)による嚥下機能の変化

	患者数	嚥下機能(回/30秒)				
		0週	4週	8週	12週	16週
正常 (RSSTスコア:≧3)	8	4.38 ± 1.30	4.50 ± 0.93	4.25 ± 0.71	4.50 ± 1.69	4.25 ± 1.58
異常 (RSSTスコア:≦2)	9	1.22 ± 0.67	2.78* ± 1.72	3.22* ± 1.48	2.33* ± 1.32	2.78* ± 1.79

(H Nakamura, K Yamamura, et al.: Effects on caregiver burden of a donepezil hydrochloride dosage increase to 10 mg/day in patients with Alzheimer's disease. Patient Preference and Adherence, 8: 1223-1228, 2014)

・ドネペジル増量(5mg → 10mg)後のRSST。
　30秒間に唾液を飲み込む回数が3回以上は嚥下機能正常,2回以下は嚥下機能異常。
・RSSTスコア3以上の8名はRSSTの変化なし。
・RSSTスコア2以下の9名は,ドネペジル増量後は4週から16週まで有意に改善した。

反復嚥下機能テスト(RSST)とは

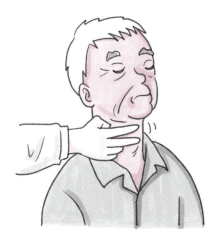

「できるだけ何回も飲み込んでください」と話しかけ,のど仏のあたりに指をあてて嚥下の有無を確認する。
30秒間に3回以上の場合は,ほぼ問題ない。

Q20 "記憶力を良くする"という健康食品は薦めてもよいのでしょうか？

A 認知症の改善目的で健康食品やサプリメントを薦める十分な根拠はありません．しかし，使用するか決定するのは患者さんと家族であり，医療者から使わないように指導すべきと結論付けるのは難しいでしょう．

　「記憶力を良くする」，「認知症を予防する」と謳う健康食品やサプリメントが数多く売られています．

　それぞれの商品については，科学的な理論や基礎研究に基づいた興味深い仮説により説明されていますが，適切なデザインで実施された臨床試験により効果が確認された健康食品やサプリメントはありません．すなわち，**いずれの健康食品・サプリメントにおいても，今日までに実施された臨床研究でアルツハイマー病の進行を妨げたり，認知症症状の明らかな改善が示されたことはないのです．**

　しかし実際には，それらの健康食品・サプリメントは広く利用されています．使用するか否かは，さまざまな情報を集めて医学的に判断することになりますが，最終的な決定は患者さんと家族によります．医療者としては，認知症の予防・改善のために健康食品やサプリメントを薦める根拠が不十分なことは明らかですが，積極的に使わないように指導すべきか明らかではありません．

健康食品・サプリメントを薦められる根拠は不十分

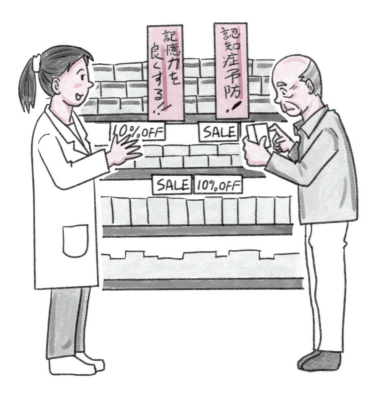

Q21 メマンチン塩酸塩を早期から服薬したほうが認知症の進行を抑えられるのではないでしょうか？

A メマンチンが興奮毒性を阻害するのであれば、アルツハイマー病の進行を抑制する効果が期待できます。
しかし現在のところ、軽度のアルツハイマー病に対するメマンチンの効果は実証されていません。

アルツハイマー病の脳では、学習や記憶に関与するグルタミン酸神経伝達系のNMDA受容体が持続的に過剰に活動しており、グルタミン酸神経伝達のノイズが高くなっています。このノイズが、学習や記憶の際に必要なNMDA受容体活動のシグナルを目立たなくしてしまい、記憶障害を引き起こすと考えられています。さらに、**長期間にわたりNMDA受容体の過剰な活動が続くと、興奮毒性と呼ばれる現象により神経細胞自体が障害され死滅していきます。**

メマンチンは、中等度から高度のアルツハイマー病における効果が臨床試験で確認され、2011年より中等度から高度のアルツハイマー病の治療薬として販売されています。仮に**メマンチンが興奮毒性を阻害し、神経細胞を保護する作用をもつのであれば、アルツハイマー病の初期段階から使用することで、病気の進行を遅らせることになります。**

しかし、海外で実施された臨床研究では、軽度のアルツハイマー病に対するメマンチンの効果を確認することができませんでした。この結果から軽度のアルツハイマー病に対するメマンチンの効果をただちに否定することはできませんが、EBMの観点からは、現時点で効果を期待できるとはいえません。

メマンチンの特徴

　NMDA受容体にゆるく結合してその活動を阻害する（31頁参照）。NMDA受容体と結合したり離れたりして，過剰な活動を阻害する一方で，学習や記憶に必要な活動を伝達するように働く。なお動物実験では，興奮毒性を阻害して神経細胞を保護する作用が確認されている。

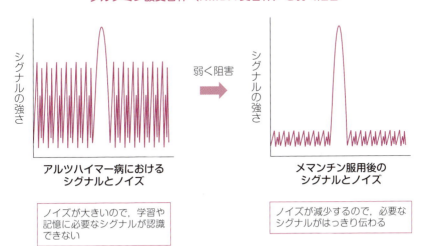

現場でよく遭遇する医療者のQuestion

Q22 介護を行ううえで家族・介護者自身が気を付けるべきことはありますか？

A 疲れないようにすることが大事です。デイサービスなどを活用して，介護者自身のための時間をつくらなくてはいけません。ストレスをためすぎないように，認知症カフェなどを利用し，独りで悩まないように勧めます。

　認知症患者さんの家族・介護者を対象とした調査によると，**主介護者の50％以上が抑うつ症状を呈していると推測されます**。医療者を含め周囲は，患者さんだけでなく家族・介護者の状態にも気を配り，家族・介護者が相談できる体制を整備することが重要な課題となります。

　オランダや英国でみられる「認知症カフェ」が日本でも広まりつつあります。カフェでは，家族が認知症患者さんと一緒に通い，同じような境遇の人とお茶を飲みながら，介護の悩みを話せます。**集まる人を限定せず，発病の有無にかかわらず誰でも参加できるのが特徴です。専門家からアドバイスを受けることもできます。**

　カフェの運営は家族の会やNPOなどが担っていますが，市区町村の介護担当者や地域支援センターに問い合わせれば，どこにあるのか教えてくれます。

患者家族が疲労やストレスを
ためすぎないように注意

Q22 認知症カフェ

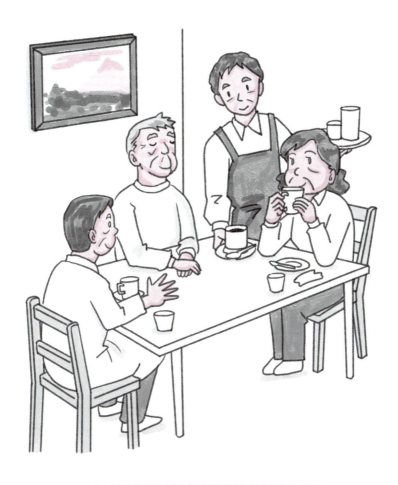

認知症カフェで同じ境遇の人と話すと
ストレス解消に

現場でよく遭遇する医療者のQuestion

Q23 日常生活では，どのようなことに気を付けてもらうべきでしょうか？

A 生活習慣病になりにくい生活を心がけます。食事では，栄養バランスの取れたメニューを一口サイズなどで食べやすく調理します。また，散歩などで適度な運動を無理のない範囲で行ったり，デイサービスで人とのコミュニケーションの機会を増やします。

　食事は人生の楽しみのひとつであり，食べたいものを食べることは人間の尊厳のひとつです。ただ，家族・介護者が患者さん本人の希望しない食事を用意してしまい，食べてもらえないストレスを感じることがあります。その場合，患者さん本人も食べたくないストレスを抱え，両者の関係が悪くなってしまいます。

　食事で困っているときは，プリンやアイスクリームが，おいしくて栄養価が高く，嚥下しやすいのでお薦めです。食欲のないときは総合ビタミン剤を飲んでもらうのもよいでしょう。

　患者さんに料理の一部を任せるのもよいでしょう。料理は何を作るか決めることから始まり，材料を確認・準備し，調理の順番を考え，盛り付けるまで，総合的な能力を必要とする作業です。たとえ時間がかかったとしても，**料理を手伝うことで役に立っているという喜びが得られます。**

　運動は，無理のない散歩が勧められますが，必ず水分補給を忘れず，また，帽子をかぶって頭を保護するよう気を付ける必要があります。

より良い暮らしのヒント
－生活で気を付けることは？－

Q23 心がけたい生活習慣

頭を使う趣味		読書，楽器の演奏 将棋，チェス，計算ドリル
人と接する		仲間と料理　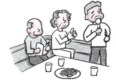 カラオケ
適度な運動	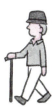	ウォーキング こまめに水分補給 無理のない散歩
野菜・果物, 魚を食べる	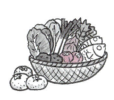	EPA　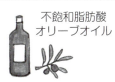 不飽和脂肪酸 オリーブオイル 食の細い方には 総合ビタミン剤

Q24 車の運転をやめてほしいのですが，どうすればよいでしょうか？

A 車が不可欠な現代社会では，解決が難しいケースが多いのが現状です。家族が運転をやめるよう注意して暴力を振るわれることもあります。キーパーソンに鍵を預かってもらったり，代わりの交通手段を上手に提案するとよいでしょう。

　2通りのアプローチを紹介します。ひとつは，車の鍵をキーパーソンに預かってもらう方法です。認知症患者さんは，車で出かけて帰ってこられなくなった経験があると，本心では運転に不安を感じているものです。ある患者さんは，**自分が一番かわいがっている孫から，「おじいちゃんが帰ってこれなくなると心配だから，車の鍵は私が預かるね」と言われたところ，素直に鍵を渡しました。**

　2つめは，車に代わる交通手段を提案することです。**「電車でゆっくり景色を見ながら出かけるのも楽しいよ」**などと，別の交通手段を提案すると有効です。

　なお，道路交通法によって，認知症の人が運転することは禁止されています。薬局では，車の運転をやめるよう指導した旨を薬歴に必ず記載します。

車の鍵は一番心を許しているキーパーソンに

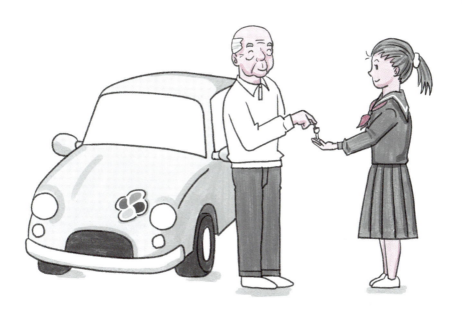

提　案

　買い物や通院は生活に必須ですが，認知症患者さんの足になって自宅から送り迎えをする仕組みを地域医療システムのなかにつくれば，多少は問題が解決されるのではないでしょうか。
　例えば，デイサービス施設の所有車を地域の高齢者の足にします。認知症でも不便を感じることなく安心して暮らしていける街づくりのため，今後の公的システムの整備が待たれます。

現場でよく遭遇する医療者のQuestion

Q25 介護保険の申請はどのように行うのでしょうか？

A 住んでいる市区町村の介護保険担当窓口か地域包括支援センター，すでにケアマネジャーが決まっている場合は担当のケアマネジャーに相談します。
一次判定・二次判定の後，要介護度が決定しケアプランが作成されます。

　まずは，お住まいの市区町村の**介護保険担当窓口**で相談します。あるいは**地域包括支援センター**に相談すると，地域包括支援センターから市区町村の**介護保険担当に連絡**されます。また，すでにケアマネジャー（介護支援専門員）が決まっている場合は，担当のケアマネジャーに相談します。
　介護保険を申請すると，市区町村の職員などから訪問を受け，聴き取り調査（認定調査）が行われます。また，市区町村からの依頼により，主治医が心身の状況について意見書（主治医意見書）を作成します。
　その後，コンピュータによる一次判定（認定調査結果や主治医の意見書に基づく），介護認定審査会による二次判定（一次判定結果や主治医意見書に基づく）を経て，市区町村が要介護度を決定します。そして，要介護度に応じて受けられるサービス計画書（ケアプラン）が作成され，それに基づきサービスの利用が始まります。

介護保険の利用の流れ（2016年6月より）

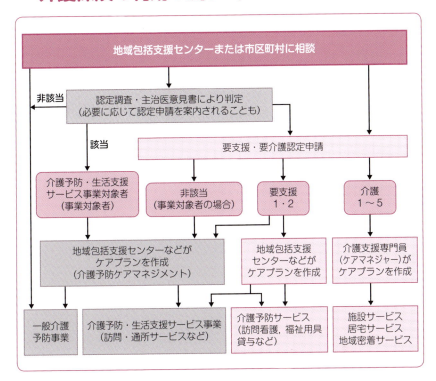

一般介護予防事業（名古屋市の例）

高齢者サロン	高齢者が身近な場所で集える場
いきいき教室	保健所などで，専門職による介護予防に関する講演や教室を開催
認知症予防教室	福祉会館で，認知症予防に役立つ知識や活動を普及啓発
高齢者はつらつ長寿推進事業	コミュニティセンターなどで，レクリエーションなどを通じて仲間づくりを

65歳以上のすべての方が利用でき，保健所や福祉会館などで介護予防の知識を学び，地域の身近な場所で介護予防の活動を継続できるよう支援する

どう答える？
患者・家族, 介護者
からのよくある
Question

Q26 認知症の家族を介護していて，つい腹を立ててしまいます。怒らないようにする方法はありますか？

A 腹立たしいことも多いと思いますが，よく頑張って介護されていますね。写真や音楽などで昔を思い出すと，怒りが収まることがあります。

　家族・介護者が認知症患者さんに対し感情的にならないようにするのは難しいのが現実です。一方で，このような相談をしてくる家族・介護者は，日ごろから患者さんときちんと向き合って介護を行っています。相談を受けた場合は，「**その気持ちはよくわかりますよ。介護で腹立たしく思っているのは，あなただけではありませんよ**」と共感の気持ちを示すことが大切です。

　腹が立たないようにする方法として，「皆さんが若かったころに撮った家族写真を，よく見えるところに貼ってみてはいかがですか」と，お勧めすることがあります。**写真を見ると「お母さん，こんなに素敵だったんだな」，「自分も面倒をかけたな」と思い，怒りが少し収まるようです。**

　さらに，そのころに歌っていた童謡を一緒に歌うことで，穏やかに過ごせるようになったとの話も聞きます。楽しかったころを思い出すことで，家族・介護者も気持ちが穏やかになるのではないでしょうか。

医療者は頑張っている家族に共感を示す
回想で怒りが収まることも

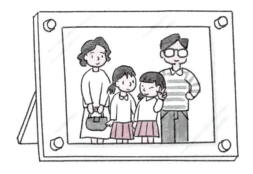

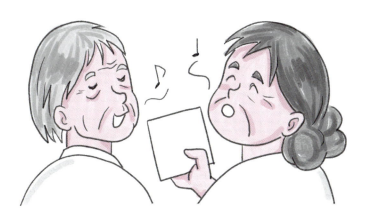

Q27 認知症の親を独りで外出させるのが心配なのですが，どうしたらよいでしょうか？

A GPS機能をもつツールをポケットに入れておくと，外出先での居場所を把握できるので安心です。近所やよく行く店に認知症であることを伝えておくことも大切です。
また，ドアの鍵を患者さんの手の届かない位置に変更することで，家族の知らないうちに外出するのを防げます。

　徘徊はネガティブな印象をもたれがちですが，一方で，運動不足は便秘を引き起こすので注意が必要です。実際に認知症患者さんの多くは便秘治療薬を服用しています。**便秘の不快感は暴言や暴力の原因となることもありますので，たまには一緒に散歩してみてもいいでしょう。**
　徘徊でなくても，帰り道がわからなくなった経験から散歩が怖くなり，引きこもってしまうこともあります。その場合も，GPS機能付きの靴などを利用し，散歩に出られる環境を調整できるとよいでしょう。
　認知症患者さんは「何かを探している」，「会社に行こうとしている」などの**目的をもって歩き回っている場合があります**。歩いている途中にその目的を忘れてしまうこともありますので，話を聴いてあげたり，目的地を一緒に探してあげたりすると，患者さんが落ち着くこともあります。

郵便はがき

料金受取人払郵便

神田局承認

2999

差出有効期間
平成30年3月
31日まで
（切手不要）

１０１-８７９１

７０７

（受取人）
東京都千代田区猿楽町1－5－15
（猿楽町SSビル）

株式会社 **じほう** 出版局

愛読者 係 行

（フリガナ） ご 住 所	□□□ - □□□□　　　　　　　　　□ご自宅 □お勤め先 TEL：　　　　　　FAX： E-mail：　　　　　　@
（フリガナ） ご 所 属 先	部署名
（フリガナ） ご 芳 名	男・女 年齢（　　）
ご 職 業	

お客様のお名前・ご住所などの情報は、弊社出版物の企画の参考とさせていただくとともに、弊社の商品や各種サービスのご提供・ご案内など、弊社の事業活動に利用させていただく場合があります。

認知症
気づける わかる ケアできる Q&A50

ご愛読者はがき　　　　　　　　　4851-3

---

1. 本書をどこでご購入になりましたか。
- ☐ 書店　☐ 弊社販売局で注文　☐ 弊社HP
- ☐ Amazonなどのネット書店【サイト名：　　　　　　】
- ☐ 団体等の斡旋　☐ その他（　　　　　　　　　　）

2. 本書についてのご意見をお聞かせください。
- 有 用 性（☐ たいへん役立つ　☐ 役立つ　☐ 期待以下）
- 難 易 度（☐ やさしい　☐ ふつう　☐ 難しい）
- 満 足 度（☐ 非常に満足　☐ 満足　☐ もの足りない）
- レイアウト（☐ 読みやすい　☐ ふつう　☐ 読みにくい）
- 価　　格（☐ 安い　☐ ふつう　☐ 高い）

3. 最近購入されて役立っている書籍を教えてください。

4. あなたのご職業等をお聞かせください。
- ☐ 薬局薬剤師　☐ 病院薬剤師　☐ 医師　☐ 看護師
- ☐ その他（　　　　　　　　　　　　　　　　　　）

経験年数：[　　　　　年]

5. 本書へのご意見・ご感想をご自由にお書きください。

ご協力ありがとうございました。弊社書籍アンケートのご回答者全員の中から**毎月抽選で30名様に図書カード（500円分）をプレ**ゼントいたします。お客様の個人情報に関するお問い合わせは、E-Mail：privacy@jiho.co.jpでお受けしております。

認知症であることを
近所の人に知っておいてもらう

Q27 外出させるのが不安な場合は

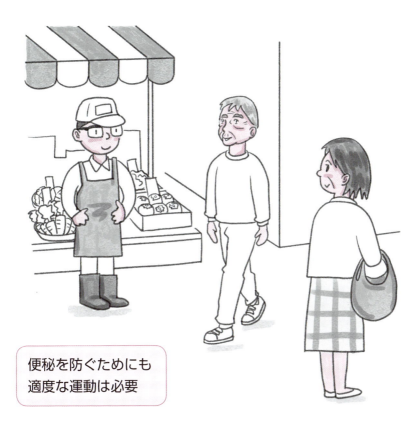

便秘を防ぐためにも
適度な運動は必要

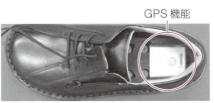

GPS機能

みまもりシューズ

Q28 認知症と診断されたのですが，家事や孫の世話，地域の活動などはやめて治療に専念するべきでしょうか？

A 家事や仕事，ボランティア活動などは続けてください。あなたがまだ自信をもってできることを伝えて，認知症になって経験したことも教えてあげましょう。

　「認知症の治療に専念する」＝「認知症があっても健康に暮らす」です。すなわち，これまでと異なる新しい世界で暮らせるように自分自身を軌道修正するとともに，家族や友人が同じように軌道修正できるように手伝うのです。

　あなたが認知症と診断されたことに，家族は驚き，寂しく感じるかもしれません。**家族のためにできるのは，家族と一緒に行える家事や活動にできるだけ多く参加して，それを続けることです。**より楽しい，あるいは周囲の人と一緒に取り組める家事や活動を見つけ，始めてください。その際，どこまでは自分でできるのか，家族からどんな手助けをして欲しいのかをよく話し合ってください。

　周囲の人は，あなたに起きていることをすぐには理解できず，何を話したらよいのか，どう接したらよいのかわかりません。あなたと距離をとったり，付き合うのを避けたりすることがあっても，あなたのほうから接触してくれるのを待っているのかもしれません。

　仕事やボランティア活動に参加しているのなら，**どんなときに手助けを必要とするのか，何を手伝って欲しいのかを教えてあげてください。**そして，手伝いを申し出てもらったときは，その申し出をありがたく受けましょう。

みんなと一緒に取り組める活動は積極的に！

Q28 家事はやめるべき？

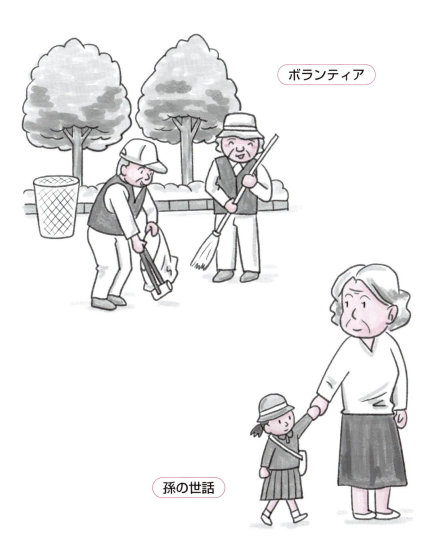

ボランティア

孫の世話

Q29 認知症が治らないなら，薬を飲む意味はありませんよね？

A 認知症自体は治らなくても，状況が改善したり症状の進行が遅くなることは期待できます。現状を維持できる期間が延びますので，その間に，患者さんと一緒に取り組みたいことを行いましょう。

　認知症治療薬のドネペジル塩酸塩（アリセプト），ガランタミン臭化水素酸塩（レミニール），リバスチグミン（リバスタッチ，イクセロン），メマンチン塩酸塩（メマリー）の4つは症状の進行を抑えますが，認知症そのものを治す薬ではありません（→Q15）。そのことを踏まえて服薬支援を行い，薬物治療の恩恵を受けてもらうことが大切です。

　家族・介護者には**「時計を半年戻すつもりで薬を使ってみませんか。症状の進行を遅らせている間に，やろうと思いながらできていないことや，やりたいと思っていたことを一緒にやりましょう。そして，認知症を治せる薬の開発を待ちましょう」**と，声かけをします。

　また，薬により症状を緩和できる可能性もあります。例えば，認知症で夜間不穏になり，大きな声を出したり動き回ったりする場合，メマンチンを服用すると不穏が消失することがあります。メマンチンは認知症の中核症状に対してだけでなく，周辺症状を緩和する効果も期待できます。症状を軽減できれば介護者の負担も軽くなりますので，介護にゆとりができ，患者さんと穏やかに過ごせる時間が増えるでしょう。

薬で進行を遅らせてやりたいことに挑戦

Q29 治らないのに飲まないといけないの？

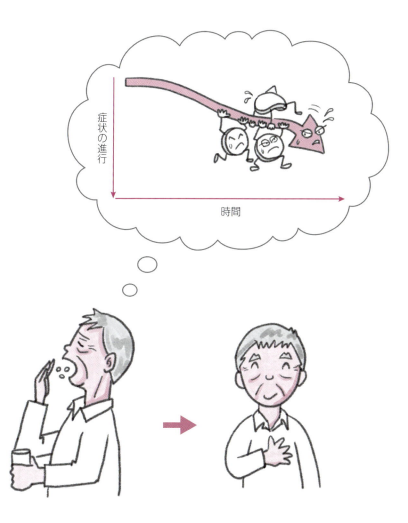

薬で症状が
緩和されることも

どう答える？　患者・家族，介護者からのよくあるQuestion

Q30 40代ですが，最近大事なことを忘れることが多く，仕事でミスが続いています。若年性認知症でしょうか？

A 若年性認知症は周囲に誤解され，生活に支障を来すことがあります。また，治療可能な疾患が原因の可能性もありますので，疑われるときは速やかに受診してください。

　若年性認知症は65歳未満で認知症が発病したときに診断されます。**周囲の人は40代や50代で認知症が発病するとは思わないため，認知症による問題であっても「怠けているのではないか」，「わざと間違えている」と誤解されがちです**。疾患や障害が明らかになる前に，大切な人間関係を損なったり職を失ったりしますので，若年性認知症が疑われるときは速やかに医療機関を受診し，正確な診断を受けてください。

　若年性認知症を疑って受診しても，実はほかの疾患などが原因だったというケースが数多くみられます。**例えば，うつ病，薬の副作用，甲状腺疾患などがあると，40代でも認知症とよく似たもの忘れや思考力低下が起きてきます**（→Q3）。これらは治療により完全に回復しますので，職場や家庭で問題が大きくなる前に受診し確認することが大切です。

　若年性認知症は幅広いさまざまな基礎疾患から構成されていることが特徴です。若年性認知症の診断では幅広い基礎疾患を考慮しなければならず，より詳細な問診や各種の検査が必要となります。

若年性認知症患者は推定約3万8,000人
（平成20年の厚生労働省調査より）

◆認知症の基礎疾患

○若年性認知症

①脳血管性認知症 ・・・・・・・・・・・・・・・・・・・ 39.8%
②アルツハイマー病 ・・・・・・・・・・・・・・・・・ 25.4%
③頭部外傷後遺症 ・・・・・・・・・・・・・・・・・・・・ 7.7%
④前頭側頭葉変性症 ・・・・・・・・・・・・・・・・・・ 3.7%
⑤アルコール性認知症 ・・・・・・・・・・・・・・・・ 3.5%
⑥レビー小体型認知症，
　　認知症を伴うパーキンソン病 ・・・・・・・・・ 3.0%
⑦その他 ・・・・・・・・・・・・・・・・・・・・・・・・・・・ 17%

○高齢者の認知症

①アルツハイマー病
②レビー小体型認知症　｝合わせて90%
③脳血管性認知症

どう答える？　患者・家族，介護者からのよくあるQuestion

Q31 親のもの忘れがひどくなりました。早く受診させるべきでしょうか？　また，受診を拒否するのですが，受診させる上手な方法はありますか？

A 早期に対策を講じられるので，できるだけ早く受診するよう説得してください。認知症とは言わず，内科の検診を受けるよう勧めるとよいでしょう。

　アルツハイマー病は，根治の方法は見つかっていませんが，**早期に診断がつくと早くから治療を受けられ，治療の効用を得られる機会が増えます。**
　さらに，**将来の計画を立てるために，より多くの時間を使えるようになります。**将来の計画とは，①患者さんと家族を守る法的なこと（財産の管理など），②医療や介護にかかる費用を含めた経済的なこと，③病気の進行に伴って必要になるケアの体制，④終末期のケアの選択――などです。患者さんの希望をあらかじめ家族や友人に知らせておくことができれば，病気が進行しても，決断が必要となったときに本人の意思を反映させることができます。
　多くの患者さんは認知症がわかったとき，これから病気がどのように進み，自分の生活にどのような影響を及ぼしてくるのかを学ぶことにためらいや抵抗を感じます。しかし，病気について正確に知ることで，現在の感情や価値判断の理由がはっきりわかるようになり，将来の計画や人生の過ごし方の重要な選択に自信がもてます。
　受診してもらうには，**「身体が心配だから，せめて内科の検診を受けて欲しい」**と話してみてはどうでしょうか。受診先にあらかじめ連絡し，認知症の検査とは気付かれないように診察と検査を進めてもらうとよいかもしれません。患者さん自身も悩んでいるので，多くの場合，素直に認知症のテストを受けてくれます。

患者が早く認知症のことを学ぶメリット

①自分の診断を受け入れられるようになる。

②法的な問題や経済的な計画，長期のケアプランを検討でき，それに自分も参加することができる。

③人生の優先順位を見直すことができる。

④自分の診断を家族や友人に伝えられる。

⑤家族や友人を教育して，病気に対する偏見を小さくできる。

⑥治療法や薬について医師と話し合うことができる。

⑦病気の症状が現れたときに適切な対応ができる。

⑧現在と将来の要望を踏まえたケアの体制を築くことができる。

⑨新薬の治験への参加/不参加を自分で決断できる。

⑩治療やケアにおいて自分自身がより能動的な役割を担うことができる。

どう答える？　患者・家族，介護者からのよくあるQuestion

Q32 親が軽度の認知症であることを医師から家族だけに告げられました。本人に話すべきでしょうか？

A 本人にきちんと話しましょう。ただし，診断を聞いた患者さんは感情的になりますので，感情の変化を見つけ理解するための心構えと準備を整えておく必要があります。

　認知症の診断は人生が変わる大きな出来事であり，診断を受けて感情的になるのは正常な反応です。そもそも認知機能の低下を自覚しているから診察と検査を受けたわけで，病院にいる間は恐怖，希望，失望，拒絶など，さまざまな感情が渦巻いていたはずです。

　認知症と診断された患者さんの多くは，どう反応すべきか，どこで何を質問すればよいのかわからないといった感じで，**初めはぼんやりしています。その後，自覚症状や生活上の問題，さらには，これから現れるであろう将来の変化について悲観し始めます。**

　診断を受けたときに経験する**いくつかの感情の変化を見つけ理解すること**が，患者さんを支えるうえで役立ちます。患者さんが再び歩み始め，前向きに充実した人生を送る方法を見つけられるまで，そばで支えていってください。

認知症の診断を受けたときにみられる感情の変化

①怒り
　自分の予定していた人生が変わっていく。そして，自分の力ではそれを止められない。

②安堵
　自分が経験している症状や問題には原因が存在し，それは，すでに知られている病気であることがわかった。

③拒否
　診断を信じられない。人生が変わっていくことに耐えられない。

④抑うつ
　人生が変わっていくことが悲しく，もう望みをもてない。

⑤憤り
　こんな病気にかかるようなことを自分はしてきたのか。なぜ他人ではなく自分に，この病気が起きてしまったのか。

⑥恐怖
　将来を考えると恐ろしい。自分が病気になり，家族たちはどうなってしまうのか。

⑦孤独
　自分に起きていることは誰からも理解されない。友人や家族との付き合いを続けていく気がなくなってしまう。

⑧喪失感
　さまざまなことができなくなっていく自分を受け入れられない。

Q33 親がレビー小体型認知症と診断されました。どのような症状がみられるのでしょうか？

A 進行性の認知症に加えて，症状の変動，幻視，運動機能の低下や睡眠の異常を伴うことがあります。アルツハイマー病によく似た症状のほか，レビー小体型に特徴的な症状もみられます。

　レビー小体型認知症は，認知症の基礎疾患のなかでアルツハイマー病，脳血管性認知症に次いで頻度の高い疾患です。脳の細胞にレビー小体と呼ばれる沈着物が出現しますが，同じ病理所見はパーキンソン病で認知症を発症した場合にも認められることから，最近では①レビー小体型認知症，②認知症を伴うパーキンソン病——の2つをまとめて"レビー小体病"と呼ぶこともあります。両疾患の初期症状は異なりますが，どちらも進行すると，**よく似たタイプの認知障害，身体機能の障害，睡眠の異常，行動の異常が現れてきます。**

　レビー小体型認知症が認識されるようになったのは比較的最近です。アルツハイマー病やパーキンソン病と症状がよく似ているため，多くのケースではこれらの疾患とみなされ，正確に診断されていないことが指摘されています。主体となる症状は進行性の認知症であり，記憶障害や言語障害，遂行機能障害が目立つ点はアルツハイマー病と共通していますが，**アルツハイマー病にみられない特徴的な症状もみられます。**

レビー小体型認知症に特徴的な症状

①認知機能や注意力の変動が激しい
　今日はよくしゃべると思えば，翌日には別人のようにぼんやりしているなど，日によって症状が変動する。1日のうちに何回も認知機能が変動することもある。

②幻視
　「家の中に知らない人がいる」，「子どもが走っていった」，「亡くなった親が立っているのが見える」，「たくさんの虫がいた」，「ヘビが這っている」などと言う。

③パーキンソン症状
　顔の表情が乏しくなり，動作が遅くなり，体や腕や脚が固くこわばり，姿勢が前かがみになり，歩行は小刻みで不安定になる。

④レム睡眠行動障害
　睡眠中に大声をあげたり，隣で寝ている人を叩いたり蹴ったりすることがある。

⑤抗精神病薬に過敏
　幻覚を治療するために抗精神病薬が使われると，少量でも強い副作用が現れて脳の活動が低下することがある。

Q34 夫がレビー小体型認知症と診断されましたが，どのようなことに気をつけるべきでしょうか？

A さまざまな症状により，早期から日常生活で自立できなくなることがあるため，変化を注意深く見守りましょう。

　レビー小体型認知症では，早期から薬や金銭の管理ができなくなり，日常生活で自立できなくなるケースがしばしばみられます。また，車の運転が早期から困難になります。

　これは視空間認識の障害や幻覚，認知機能の変動によるものです。**認知機能や注意力は毎日のように，ときには1時間ごとに大きく変動します**。また，早期に尿失禁が現れたり幻覚がみられるほか，筋肉のこわばりや起立性低血圧により転倒しやすくなります。

　そのため，**レビー小体型認知症では介護者による注意深い見守りや長時間の監視が必要**です。レビー小体型の患者さんを介護している家族では，アルツハイマー病の患者さんを介護している家族と比べて，専門家からのアドバイスや支援がより多く必要となることが研究で示されています。

　認知症の薬物治療において，**アセチルコリンエステラーゼ阻害薬の効果を最もよく確認できるのがレビー小体型認知症です**。ドネペジル塩酸塩（アリセプト）は2014年にレビー小体型認知症の効能が追加され，治療に保険が適用されるようになっています。

　また，レビー小体型認知症でみられるパーキンソン症状は，抗パーキンソン病薬による治療が可能です。幻覚や興奮に抗精神病薬が使われることがありますが，抗精神病薬による治療は認知機能とパーキンソン症状の両方を悪化させることがあるため，注意が必要です。

レビー小体型認知症は
注意深い見守りでサポート

Q34 レビー小体型への対応

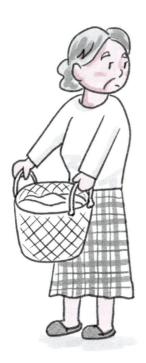
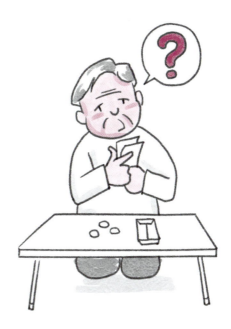

Q35

妻が初期の認知症と診断されましたが，プライドが高いため診断を受け入れません。
もの忘れや勘違いで迷惑をかけているのですが，家族や友人には診断について話すべきでしょうか？

A 周囲の人には正確な診断を伝え，現実を打ち明けましょう。周囲から必要な支援を必要なときに受けられる状況であることが重要です。

　現実に起きている変化を親しい友人や家族へ正直に打ち明け，診断された病気のことを正しく教えましょう。そのうえで，周囲の人がどのように手伝うことができるのかを明確に伝えてください。
　初期の認知症では患者さんに起きている変化は小さく，本人にとっては些細なことかもしれません。しかし，たとえ小さな変化でも診断前とは異なる手助けが必要です。患者さんが適切な態度や行動をとれない状況に陥ったときに，その病気を理解している周囲の人々からただちに支援を受けられるということは非常に重要です。
　初期の認知症の患者さんは，できるだけ活動的な生活を，できるだけ長い期間続けたいと願っています。これまで通りの日常生活を続け，健康的なライフスタイルを家族が常にサポートすることで，患者さんは活動的な生活を長く維持できるでしょう。友人や家族とともに時間を過ごせるように努め，その時間が継続できるように工夫することもケアの一部です。

家族・友人には認知症であることを打ち明け必要なサポートを受ける

Q35 周囲の人には知らせるべき？

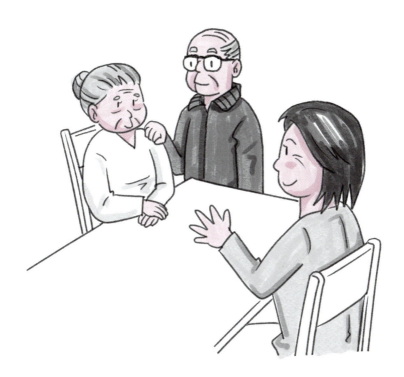

ともに過ごせる時間を継続できるように努める

Q36

独り暮らしの親が軽度の認知症と診断されました。買い物や家事はきちんとできていますが，このまま独り暮らしを続けさせても大丈夫でしょうか？

A 周囲の人たちが手伝いながら独り暮らしを続けさせてあげてください。自信をもって日々の生活を送れるようになります。

　軽度の認知症患者さんの多くは，手助けがあれば独立して生活を送れます。ただし，家族や周囲の人が常に患者さんの生活に関わるようにしてください。

　具体的には，**患者さんが必要な支援を受けられているかを電話か訪問で毎日確認してください**。安全な生活を送れていることをチェックするには，あらかじめチェックポイントを決めておき，変化がみられないか確認するとよいでしょう。もしも**変化を見つけたときは，見守りを増やしたり新たな手助けを追加する必要がないか検討してください**。

　そのように関わりながら，患者さんができるだけ独立して生活できるよう励ましてください。患者さんの得意なことや強みを話題にするとよいでしょう。また，カレンダーやメモ，お薬手帳を患者さんと共有して，計画通りの生活を送れるよう支えてください。毎日の習慣を確立し規則的な生活が続くと，患者さんは自信をもって日々の生活を送ることができるでしょう。

軽度の認知症では，こんなことが苦手となり，家族の手助けが必要となる！

①約束や予約を守る

②人の名前を覚えておく

③慣れ親しんだ場所や人を思い出す

④金銭を管理する

⑤薬を管理する

⑥これまで行っていたことを，これまでと同じように行う

⑦計画したり整理したりする

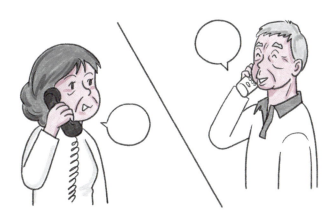

どう答える？　患者・家族，介護者からのよくあるQuestion

Q37 病院に連れていくのが大変なのですが，薬だけをもらうことはできませんか？

A 患者さんを病院に連れていくのは，ひと苦労ですよね。でも，医師は家族の話だけでなく，患者さんの様子や仕草などからも，さまざまな判断をします。時間短縮の工夫などで受診の苦痛を和らげて，患者さんと一緒に受診してください。

　患者さんが診察を嫌がる場合は，診察時間ができるだけ短くなるように工夫します。例えば，服薬開始後の生活の変化をチェックするシートが，多くの病院や薬局で無料で提供されていますので，**このようなシートに受診前にあらかじめ記入し，診察時に医師に確認してもらうことで，問診にかかる時間を短縮できます。**問診時間の短縮で，患者本人の苦痛や付き添いの方の負担を軽減することが期待できます。

　また，**受診に楽しみを組み合わせる方法もいいでしょう。**受診する日は喫茶店で甘いものを食べる日，などと決めてはいかがでしょうか。嫌いなことをするときにはご褒美があってもよいと思います。患者さんだけでなく介護者にとっての楽しみにもなり，笑顔が増えるのではないでしょうか。

認知症治療薬服用後の変化を
確認するチェックシート

服用前と比べて最近のご様子について，
あてはまるものに☑印をつけてください

- ☐ 会話がスムーズになってきた
- ☐ 食事をうまくとることができるようになってきた
- ☐ 外出することが増えてきた
- ☐ テレビ番組に興味が出てきた
- ☐ 表情が明るくなってきた
- ☐ 行動や言葉が穏やかになってきた
- ☐ 身の回りの片付けができるようになってきた
- ☐ 自分の所持品を見つけることができるようになってきた
- ☐ 決まった所にものを置くことができるようになってきた
- ☐ 幻覚の回数が減ってきた
  （その他，気付いたことを記載してください：   ）

Q38 親が認知症と診断され，将来に大きな不安を感じています。これからどうなっていくのでしょうか？ どうしたらいいのでしょうか？

A まずは介護保険を申請しましょう。薬をきちんと飲めば症状の進行は遅くなりますので，本人に好きなことをさせてあげてください。時間は十分ありますから，ゆっくり考えていきましょう。

症状の進行のスピードは人によって異なりますが，今後は介護の必要な場面が増え，施設への依存度が高まっていきますので，まずは介護保険の申請を勧めます。そして，本人が好きなこと・できることをさせてあげるよう促し，「時間は十分ありますから，ゆっくり考えていきましょう」と声をかけます。

認知症と診断されると，家族は少なからずパニックになります。**介護への不安を共有し，介護保険の申請など社会的な資源について説明することで，家族の気持ちが落ち着くことがあります**。少し先の見通しを示し，不安を取り除くように声かけをします。

日常生活では，①患者本人の好きなことをする，②料理などの家事をする，③人と話をする――とよいといわれています。料理で火を扱うのが危なければ，サラダを盛り付けたり，テーブルに箸を置くだけでも構いません。また，**認知症の進行を抑制するには，週2回程度のレクリエーションを楽しみながら続けることが望ましいとの報告もあります**。

アルツハイマー病の経過は？

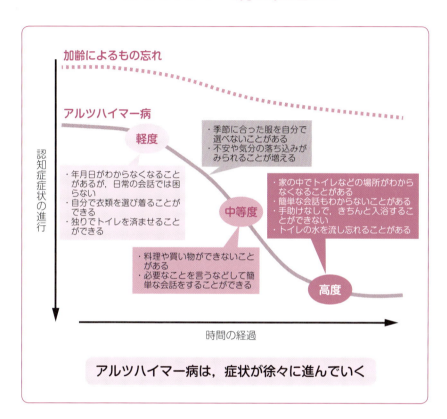

どう答える？　患者・家族，介護者からのよくあるQuestion

Q39 認知症の親が最近怒りっぽくなり，病院で薬による治療を勧められました。
あまり薬は飲ませたくないのですが，ほかの方法はありますか？

A 異常行動は病気が原因で起こっているということを理解したうえで，患者さんがうまく伝えられない要求に気付きましょう。そのうえで異常行動を引き起こしている原因を取り除いたり，環境を変えたりします。

　右ページのような非薬物的アプローチを試み，薬を使わずに異常行動に対処することができれば，患者さんの肉体にも精神にも負担をかけずに済みます。非薬物的アプローチの多くは，患者さんがうまく伝えられない要求を見つけ，明らかにすることを目指しています。

　非薬物的アプローチを成功させるためには，段階を踏んで進めるのがよいでしょう。まず，異常な行動をとってしまうのは脳の病気によるのであって，**患者さんは決して意地悪な性格だったり下品な人間だったりするのではないということを，介護者が理解します。**

　そして，次に異常な行動の原因を見つけ，患者さんの経験したことがどうして異常な行動に至るのか，そのプロセスを明らかにします。それでも**原因や障害を取り除けないときは，患者さんの置かれている環境を変えてみます。**

具体的な非薬物的アプローチ

① **苦痛はないか観察する**
→ 痛み，かゆみ，空腹，口渇，便秘，尿意切迫，疲労，感染症など

② **対決しようとしたり言い争ったりしない**
→ もしも患者さんがすでに亡くなっている人に会いに行くと言い出したら…
✕ その人が亡くなっていることを指摘する
◯「あの人はいい人ですよね。私も会いたいなあ」などと話してあげる

③ **注意をほかのことに向ける**
→ 患者さんの行動ではなく気持ちに目を向け，忍耐強くほかのことに注意を振り向けさせる

④ **落ち着いた環境をつくり出す**
→ 雑音や眩しい光，安全ではない場所，テレビがうるさくて気が散るような部屋などを避ける

⑤ **十分な休息をとる**
→ 特に興奮した出来事の後に

⑥ **患者の要望を理解したらそれに応じる**

⑦ **1つひとつの行動の理由を探す**

どう答える？　患者・家族，介護者からのよくあるQuestion

Q40 認知症の親に興奮を抑える薬が出されました。1日中ぼんやりするようになり動作も鈍くなったのですが，薬をやめると興奮が戻ってしまうかもしれません。どうすべきでしょうか？

A 薬の中止か減量を主治医に相談して，まず副作用から回復させてください。興奮が戻るときは再度，非薬物的アプローチから試みてください。

　興奮や異常行動が非薬物的アプローチ（介護の工夫など）では軽減できず，患者さん本人や周囲の人たちに危険が及ぶ可能性のあるときには，薬物治療を行う場合があります。

　そのときに最もよく用いられるのは抗精神病薬ですが，**認知症に対する十分な効果は臨床試験で確認されておらず，しかも，多くのリスクを伴います**。薬物治療前には患者さんや家族に効果とリスクを十分に説明して，同意を得る必要があります。

　認知症による興奮に対して抗精神病薬が投与され，その結果，認知機能低下やパーキンソン症状の副作用が発現した場合は，まず副作用からの回復を図ります。主治医と相談のうえ，治療中止も含めて用法・用量を至急検討します。**副作用が治まり，再び興奮がみられる場合は，もう一度介護の仕方を工夫して非薬物的アプローチから始めます**。

抗精神病薬による治療のリスク

① 死亡率が上昇
② 脳血管障害の発現が増加
③ 認知機能が低下
④ 神経系の副作用が発現
　(a) アカシジア
　　➡ じっとしていられない感じになり，静かに座っていたり，ゆっくり歩いたりできなくなる
　(b) パーキンソン症状
　　➡ 動作が遅くなり，無表情になり，猫背で歩行するようになる。体や腕，脚の筋肉がこわばって，手足が震える。
　(c) 転倒
　(d) 悪性症候群
　　➡ 高度なパーキンソン症状，高熱，意識障害がみられる重篤な副作用
⑤ 代謝系の副作用が発現
　・体重増加，高血糖，高コレステロール血症

認知症の抗精神病薬治療の原則

① 治療薬が標的とする症状を明確にしておく
② 治療薬は少量から開始して，ゆっくりと維持量まで増量する
③ 多種類の抗精神病薬を同時に用いないようにし，少なくとも1カ月に1度は現在の治療薬の用法・用量を見直す
④ 効果がないときや副作用が現れたときは治療を中止する。抗精神病薬には潜在的に重篤な副作用があるので，治療中止も選択肢に含め治療計画の見直しを1カ月に1度は行う。

どう答える？　患者・家族，介護者からのよくあるQuestion

Q41 認知症の親は感情の起伏が激しくなり，興奮しやすくなりました。介護の仕方に問題があるのでしょうか？

A 認知症患者さんが興奮したりするのは，①身体的な不快感，②環境，③コミュニケーション不足——などが原因です。決して意図的ではないことを理解したうえで，原因を取り除くように介護を工夫しましょう。

　認知症患者さんは明らかな理由もなく，あるいはストレスにより，突然興奮したり感情的になったりすることがあります。興奮を鎮めるのは容易ではありませんが，**決して意図的な振る舞いではないことを理解しなくてはいけません**。認知症患者さんの興奮を引き起こす多くの要因が知られており，**主な要因は，①身体的な不快感，②環境，③コミュニケーション不足——です**。

　興奮の要因を把握できたら，できるところから取り除いていきます。例えば，環境へのアプローチのひとつとして，活動時間帯を検討します。**ほとんどの患者さんには，1日のうちで比較的活動しやすい時間帯（通常は午前中）がありますので，行事や日課の活動にはその時間帯を充てましょう**。

　ただ，要因を取り除いても患者さんが興奮したり感情的になることがありますので，そのときはきちんと向き合ってあげなければなりません。患者さんをよく観察し介護を工夫することが，感情の起伏を小さく抑えて興奮を早く鎮めるコツです。

興奮の原因は身体的な不快感？

①**患者さんは身体に苦痛や痛みがあるときに，あなたにそれを知らせることができますか？**

　➡認知症患者さんが膀胱炎などの感染症にかかることはまれではありません。

②**患者さんは十分な睡眠や休養がとれていますか？　眠いのではないですか？**

③**薬の副作用が出ていませんか？**

　➡患者さんが複数の病気を抱えて多くの薬剤を使用している場合は，副作用や相互作用が起こっている可能性を考慮してください。

興奮の原因は環境?

①大きな雑音による刺激を受けていませんか?
活発すぎる環境に置かれていませんか?
散らかった部屋で生活していませんか?

②環境の変化を経験しませんでしたか?
　➡環境の変化に慣れず,戸惑っているのかもしれません。

興奮の原因はコミュニケーション不足?

①あなたの説明は単純明快でわかりやすいものですか?

②一度に多くの質問や説明をしていませんか?

③あなた自身が感じているストレスやいら立ちに反応しているのではありませんか?

興奮への対応策

①**興奮の直接の原因を見つける**
　➡興奮のきっかけかもしれないものや，興奮直前の出来事について考えてみてください。

②**痛みがストレスの原因になっていないか確認する**
　➡痛みは認知症患者さんを興奮させ攻撃的にします。

③**行動ではなく気持ちを考える**
　➡あまり細かいことにはこだわらず，患者さんの気持ちを考えましょう。

④**大声を出さない**
　➡いつもじっくりと前向きに。優しい声でゆっくり話しましょう。

⑤**気が散らないようにする**
　➡興奮するときの環境や条件を把握し，似た状況になるのを避けましょう。

⑥**リラックスできる活動をする**
　➡患者さんが癒されるような音楽を聴いたり，マッサージや体操を行います。

⑦**それまでとは違うほかのことに取り組む**
　➡急激な環境の変化が予期しない興奮を引き起こすことがあります。そんなときはほかのことを始めましょう。

⑧**身体拘束を避ける**
　➡深刻な場合を除き，患者さんの身体を拘束するのは避けましょう。さらにストレスがたまり，患者さんが自分の身体を傷つけてしまうかもしれません。

どう答える？　患者・家族，介護者からのよくあるQuestion

Q42 認知症の親が夜眠らずに家の中を徘徊するようになりました。解決できますか？

A 夜間の異常行動はさまざまな原因から生じます。原因を理解し，睡眠や生活の環境を整えることで異常行動は軽減できます。

　認知症患者さんには睡眠の問題がしばしばみられ，徘徊や幻覚などの異常行動が夕日の沈む時間帯から始まり，夜通し続くこともあります。その背景にあるのは，身体の睡眠覚醒サイクル機構の破綻です。これにより，1日の終わりに混乱や不安，興奮が増加したり，睡眠時間がずれたり，夜間にイライラ感が現れることがあります。そのほか，認知症患者さんには**表**に示すような特徴がみられ，これにより夜間の問題は大きくなります。

　問題解決への第一歩は，徘徊の理由を見つけることです。そして，**睡眠や生活の環境を整えると，夜間の異常行動を軽減することができます**。

表　夜間の問題につながる認知症患者の特徴
- 精神と身体の両方の疲労が1日の終わりに出てくる
- 身体の日内リズムが昼と夜を混同している
- 部屋の照明が落とされ影や暗闇が増えると，混乱や恐怖感を覚える
- 夢を現実と区別できなくなり混乱する
- 加齢とともに必要な睡眠時間が減る

夜間徘徊への対策（睡眠や生活の環境を整える）

①**家の中を明るくする**
　照明が暗い部屋や不慣れな環境の場合は，照明を明るくしてみましょう。

②**安心して睡眠できる環境を整える**
　寝室を快適な温度に維持し，枕元には夜間照明を備えます。ドアは患者さんが使いやすいものにします。また，窓には鍵をかけ患者さんの安全を確保しましょう。

③**生活を規則的に保つ**
　規則正しい食事と起床・就寝を維持するように励ましましょう。規則正しい生活が夜間の安眠を促してくれます。

④**刺激物や大食を避ける**
　喫煙と飲酒をやめ，カフェイン摂取は午前中に制限しましょう。昼食は十分にとり，夕食は軽くします。

⑤**日中を活動的に過ごす**
　昼寝をしないように励まし，午前中から昼下がりにかけて新しい活動を始めるように計画を立てましょう。

⑥**異常行動のきっかけを見つける**
　夜間に患者さんの気が散る原因になるもの，例えばテレビや大きな雑音などは，できるだけ取り除きましょう。

⑦**介護者自身も心身の疲労をためない**
　患者さんは介護者のストレスを感じとり，興奮したり混乱します。介護者も夜間に十分な休息と睡眠をとり，日中は元気に過ごしましょう。

Q43 認知症の親がいつのまにか外出して迷子になり，夜になって警察に保護されました。身体は元気なので，1日中家から出さないわけにもいきません。どのような対策がありますか？

A 徘徊の起こりそうな時間帯に活動させるなど，徘徊が起こりにくい生活を促すとともに，徘徊したときにスムーズに対応できるよう準備を整えておきます。

　認知症患者さんは名前や住所を思い出すことができず，慣れ親しんだ場所でも迷子になりますので，屋外を徘徊するのは危険です。また，患者さんが徘徊したり迷子になっている間，家族・介護者は相当大きいストレスを感じます。表に当てはまる場合は要注意です。

　ただし，たとえ患者さんを徹底的に監視していても，徘徊は起こります。次ページで紹介する方法により**徘徊を起こしにくくし，また，徘徊が起こったときに対応できるように前もって準備しておきましょう。徘徊に気づいたら15分以内に捜しに行く必要があります**。

表　徘徊する可能性のある認知症患者の行動

①日常の散歩やドライブから帰るのがいつもより遅い。
②職場に出かけるなど，昔の習慣を実行しようとする。
③自宅にいるのに「家に帰ろう」と言い出す。
④落ち着きがなく，同じことを繰り返して行う。
⑤トイレや寝室など慣れ親しんだ場所へ簡単に行けない。
⑥友人や家族の消息を尋ねてくる。
⑦趣味や雑用を行っているが，実際には何も出来上がっていない。
⑧環境が変わったりすると混乱する。

徘徊を起こしにくくする方法

①日常的に決まった活動を実行させる
　➡型通りの生活は余計な行動を抑える
②徘徊の最も起こりそうな時間帯に活動や運動を実行させる
　➡不安や焦燥感を抑えられる
③混乱や誤解がないか確認する
　➡「家へ帰りたい」,「仕事に出かける」などと言い出したときには訂正せず,「今日はここに泊まりましょう。ぐっすり眠って明日の朝,家に帰りましょう」と答える
④生理的な欲求がすべて満たされているか確認する
　➡トイレは済ませたか,喉が渇いていないか,空腹ではないか,など。
⑤混乱したり迷ったりしやすい騒がしい場所を避ける
　➡ショッピングモールやスーパーマーケットなど。
⑥鍵は視線が向かわない位置に取り付ける
　➡ドア枠の外側に鍵や掛け金を取り付ける
⑦ドアやドアノブを見にくくしたり,容易には開けられなくする
　➡ドアやドアノブを壁と同じ色にしたり,赤ちゃん用ドアロックを使う
⑧ドアや窓が開いたことを周囲の人が把握できる装置(鈴やアラームなど)を使う
⑨監視体制をつくる
　➡決して患者さんを独りで家に閉じ込めたままにしない
⑩患者さんの目に付く所に車の鍵を置かない
　➡認知症患者さんが運転して事故を起こす危険がある
⑪就寝2時間前から飲み物を控える。家の中に夜間照明を点けておく

【徘徊したときに備えて】
①緊急時に連絡するリストを作っておく。
②患者さんが独りでいるのを見かけたら連絡してもらえるように,近隣の住民や友人,家族に頼んでおく。
③最近の顔写真と健康診断結果を用意しておく。
④周辺の危険地帯(例:池,階段,森,トンネル,交通量の多い道路など)を把握しておく。
⑤以前の職場や自宅,信仰に関わる施設など,行きそうな場所をリストアップしておく。
　なお,徘徊する際は右利きなら右,左利きなら左に歩いていきやすい。
⑥ID情報のわかるネックレスやGPS付きの装置を身に着けさせる。

どう答える？　患者・家族，介護者からのよくあるQuestion

Q44 認知症の親はセルフケアがきちんとできなくなってきました。手伝わず，自分でやらせるほうがよいのでしょうか？

A できるだけ自分の力で行えるよう，必要最小限の手助けをしてください。食事やトイレなどで困らないように工夫するとよいでしょう。

　認知症が進むにつれ，食事や着替え，髪やひげの手入れ，トイレの使用は次第に困難な作業になってきます。日常のセルフケアに手伝いが必要になったときは，現時点での患者さんの能力を見直します。そして，**できるだけ自分の力でこなせるように励ましながら，必要なときにはすぐに手助けできるように準備してください**。例えば，服を着替えるときには，さりげなく着る順番に服を広げて出しておいてあげると，正しく着ることができるかもしれません。

　丈夫な身体と健康を保つためには適切な食事が必要ですが，認知症になると，栄養のある食事を規則正しくとることが困難になってきます。患者さんは，食品の種類が多すぎると選べなかったり，食事することを忘れたり，あるいは，すでに食べたと思い込んだりします。食事をとりやすくするには次ページのような工夫が有効です。

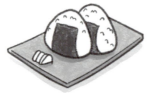
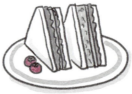

食事をとりやすくする5つの工夫

①食事に集中
　大きな雑音が入らないようにテレビを消し，静かな環境で食事をとることに集中させましょう。

②食卓をシンプルに
　食卓がゴチャゴチャしていると混乱する原因になります。テーブルクロスやマット，花などは片づけ，余分な皿も置かないようにします。患者さんの食事だけを並べ，皿は食べ物が見やすくなるコントラストのついた色を選んでください。

③手で食べられる食事を
　おにぎりやサンドウィッチ，チキンナゲット，野菜スティック，果物など，箸やフォークがうまく使えなくても食べられるメニューを考えましょう。

④1品ずつ
　給仕するときは，1品か2品ずつを順番に出してあげましょう。

⑤栄養バランスは後回し
　1回の食事ごとに栄養バランスを厳密に考えなくてもよいでしょう。1日を通して，あるいは2〜3日間で全体のバランスがとれていれば大丈夫です。

どう答える？　患者・家族，介護者からのよくあるQuestion

　認知症が進むと排尿と排便のコントロールが困難になり，失禁することがあります。これは脳の障害により自然な尿意や便意を認識できなくなるためですが，なかには尿路感染症や悪性腫瘍などが原因の場合もあるので，突然，排尿や排便の失禁が発生したときは主治医に相談してください。トイレを使いやすくするには次ページに示すような方法があります。

　また，認知症が進むにつれて，きちんと入浴して清潔を維持することも難しくなります。患者さんには，まず入浴する習慣を思い出させて，できるだけ独りで入浴するよう励まします。

　うまくいかないときは，患者さんの能力をチェックしてください。すなわち，
・独りで風呂場まで行けるのか
・視力は十分にあるのか
・湯船に独りで出入りできるのか
・腕を十分伸ばせるのか
・入浴の手順を正しく行えるのか
・石鹸，シャンプー，タオルを使えるのか
・適切な水温を感知できているのか
などを確認したうえで，必要最小限の手助けをしてあげましょう。

　外見を清潔に維持することは患者さんの尊厳を維持することにつながりますので，非常に重要です。

トイレを使いやすくする方法

① **トイレへのアクセスを容易にする**
　➡寝室からトイレまでの途中にある障害物を取り除いてください。

② **ズボンや下着は素早く下ろせるものにする**

③ **夜間はトイレの照明を点け，ドアを開けておく**

④ **便器のカバーやマットを鮮やかな色に**
　➡患者さんがトイレを認識しやすくなります。

⑤ **定期的にトイレに行くよう促す**
　➡例えば，2時間経つと失禁するという場合は，1時間30分ごとにトイレに連れていけば失禁を回避できます。

⑥ **失禁用ベッドシートや紙オムツ，尿漏れパッドを装着**
　➡初めはトイレに行かされることや紙オムツに抵抗するかもしれません。しかし，失禁対策が成功することがわかれば，患者さんは手伝いを受け入れるようになってきます。

どう答える？　患者・家族，介護者からのよくあるQuestion

Q45 認知症の親は口数が少なくなり，質問にうまく答えられなくなってきました。上手にコミュニケーションをとるには，どうすればよいでしょうか？

A 批評や訂正，議論を避けたり，言葉よりも気持ちに集中するといったコツがあります。高度認知症の場合は，質問ではなく答えを伝えたり，曖昧な言葉を避けるたりするよう心がけます。

　認知症が進むにつれ，単語を見つける能力が次第に低下します。そのため，自分の考えを表現したり会話についていくことが困難になり，同時に他人の考えや気持ちを理解するのも苦手になります。そのような患者さんの特徴を踏まえてコミュニケーションに臨む心構えが求められます。

　認知症がさらに進行すると毎回応答することはできなくなりますが，それでも患者さんはコミュニケーションを望み，また，そこから重要な情報が得られることもあります。**高度認知症の場合は，コミュニケーションの際に言葉を慎重に選ぶことが特に重要です。**

　認知症患者さんに対しては敬意をもってコミュニケーションをとり，相手の尊厳を損なわないように気をつけます。介護者や医療者自身の気持ちや態度を見つめ直し，普段の言葉を使います。また，**非言語のコミュニケーションも大切にし，明るく前向きな笑顔を忘れないように心がけます。**

認知症患者とのコミュニケーションの心構え

①忍耐強く聴く
患者さんの話を真剣に聴き理解しようとしていることをわかってもらいます。話を途中でさえぎらないようにしてください。

②気楽に何度でも話してもらう
患者さんがうまく会話を進められないと感じているようなら，それでも大丈夫であるということをわかってもらいましょう。言いたいことをさまざまな言い方で説明するよう励ましてください。

③批評や訂正をしない
患者さんの話が間違っていると指摘せず，本当に言いたかったことは何か見つけるようにしてください。患者さんの言葉を繰り返し声に出してみると，本当の意味がわかることがあります。

④議論しない
患者さんの言い分に賛成できないときは聞き流しましょう。反論すると事態を悪化させ，興奮しやすい人の場合は，しばしば異常興奮となります。

⑤言い当ててみる
患者さんが間違った単語を使ったり，言葉が見つからない場合は，正しい言葉を言い当ててみましょう。言いたいことを理解できるのであれば，正確な単語を見つける必要はありません。

⑥非言語のコミュニケーションを使う
患者さんの言うことがどうしても理解できないなら，指さしなどの動作で伝えてもらいましょう。

⑦雑音を取り除く

　静かな場所なら，患者さんが自分の考えに集中する能力を発揮できるかもしれません。

⑧言葉よりも気持ちに集中する

　患者さんが話す言葉よりもそのときに現れる感情のほうが重要な場合があります。声の調子や身ぶり手ぶりをヒントに，言葉の背景にある感情を読み取りましょう。

高度認知症患者と
コミュニケーションをとるには

①あなたは誰なのかきちんと名乗る

　患者さんに正面から近づいて，最初にあなたが誰なのか名乗ってください。きちんと目を見て話し，患者さんが腰かけていたり寝ているときは，目線が合う高さまで腰を落としてください。

②患者さんを名前で呼ぶ

　名前で呼ぶと，話の内容を理解してもらったり，注意を引きつけておくことにつながります。

③短く簡単な単語と文章を使う

　長い説明や物語を理解できる能力はありません。1回に行う質問は1つにしましょう。

④ゆっくりはっきり話す

　会話のスピードと明瞭さに気をつけ，優しくリラックスした声で話しましょう。低い声のほうがより落ち着きます。

⑤辛抱強く応答を待つ

患者さんはあなたの話を理解するのに，長い時間を必要とするかもしれません。

⑥必要に応じて質問を繰り返す

患者さんが返事をしないときは，少し待ってみて，もう一度質問を繰り返してみてください。

⑦質問よりも答えを伝える

例えば「トイレに行きたいですか？」と尋ねるのではなく，「トイレはこちらですよ」と話しましょう。

⑧曖昧な言葉を避ける

患者さんはあなたの言葉をそのまま解釈するので，具体的に話してください。例えば，「入ってください」と言うだけでなく「こっちへ来てください。もうお風呂に入れます」，また，「それはここにありますよ」と言うのではなく「あなたの帽子はここにありますよ」と話すと，理解してくれるでしょう。

どう答える？　患者・家族，介護者からのよくあるQuestion

Q46 認知症の親が家族の顔もわからなくなり，会話もなくなり，1日中部屋で座っているだけの生活となりました。
どのように接するとよいのでしょうか？

A 五感を使ったコミュニケーションで心の会話を楽しんでください。

　認知症が高度になると，必要な介護の種類が変わり，その程度も深くなります。進行期のアルツハイマー病では，言葉によるコミュニケーションの能力が失われ，食べたり飲み込んだりするのが困難になります。また，歩行にも介助を要し，24時間の身の回りのケアが必要となってきます。この場合，患者さんの尊厳を守り生活の質を維持することが，介護者に求められる役割です。

　しかし，言葉で話す能力が失われ欲求を表現することができなくなっても，患者さん自身の中核となる部分は失われずに残っていることが研究からわかっています。すなわち，患者さんは外界を主に五感で認識しています。

　介護に際しても，**触れて，聴かせて，見せて，味わわせて，匂いをかがせるようにしてください。**家族にしかできない五感を使ったコミュニケーションで，患者さんの中核の部分と心の会話を楽しんでください。

五感を使ったコミュニケーションの例

①好きな音楽を聴かせる
②好きだった本を読んであげる
③家族の写真を一緒に見る
④好きな料理を一緒に作る
⑤好きな香りのローションを肌に塗ってあげる
⑥髪の毛をといてあげる
⑦天気の良い日に屋外で一緒に腰かけて過ごす

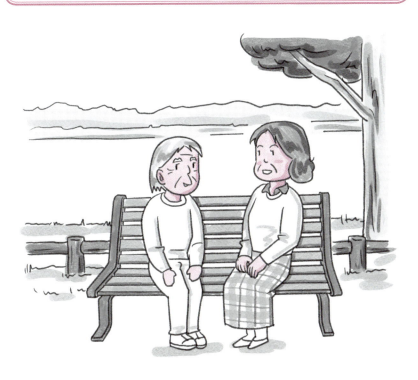

どう答える？　患者・家族，介護者からのよくあるQuestion

Q47 ショートステイの施設で妻が笑顔で話すのを久しぶりに見ました。私も介護疲れを感じているのですが，施設に預けたほうがよいのでしょうか？

A 第一に考えるべきは，患者さんが必要なケアを受けられるかです。必要なケアが自宅でできるレベルを超えていたり，家族・介護者の負担が過大であれば，施設への入所が望ましいでしょう。

　認知症が進行すると，自宅で可能な範囲を超えて多くのケアが必要となる時期が訪れます。中等度では患者さんの安全確保のために24時間の監視が必要な場合があり，また，進行期では自身での寝食も困難になるため，24時間の介護が必要になります。

　家族の施設への入所を決断するのは容易ではありませんが，**必要なレベルのケアを自宅で提供し続けることが常に可能とは限りません**。次ページのような視点から，施設に入所させるべきか否かを検討します。

　また，十分な時間をかけて考え，施設への入所を計画したとしても，実際に施設に移るときには介護者や家族を大きなストレスが襲います。**罪悪感を覚えたり，正しい選択だったのか自問しますが，これらは誰もが抱く当然の感情であることを理解しましょう。**

　認知症患者さんを施設に預けた経験のある家族らは，できるだけ多くの情報を集めたうえで計画を前に進めたことがよかったと振り返ります。ケアを提供されるのがどこであっても，重要なのは患者さんが必要なケアを受けられる環境であることを忘れてはなりません。

施設に入所させるべきか……迷ったときに家族・介護者が確認すべきポイント

①現在の自宅の生活で，患者の安全が脅かされることはないか？

②患者の健康だけでなく，介護を続けていく自分の健康に不安はないか？

③患者の介護を続けることが自分の身体能力の限界を超えていないか？

④自分は「ストレスが多い・イライラしている・辛抱のできない介護者」になりかけていないか？

⑤自分の仕事上の責任や自分自身がなすべき家族の世話などを放置していないか？

⑥施設の設備やサービスは，患者にとって良いものか？

どう答える？　患者・家族，介護者からのよくあるQuestion

Q48 認知症の親は，高血圧と糖尿病のため食事療法を我慢して続けてきました。残りの人生は好きなものを食べさせてあげてもよいでしょうか？

A 血圧や血糖の目標値を少しゆるめるよう主治医に相談しましょう。調理法を工夫して，できるだけ好きなものを食べさせてください。

　糖尿病や高血圧は目や腎臓，末梢神経の障害を引き起こすほか，心筋梗塞や脳血管障害の原因ともなります。認知症との関連も指摘され，糖尿病のある人は糖尿病のない人よりも認知症になる確率が約2倍，高血圧の人は正常血圧の人よりも脳血管性認知症になる確率が約3倍に高まります。生活習慣の改善と食事・運動療法，必要に応じた薬物治療により，血糖値と血圧をコントロールする必要があります。

　糖尿病治療は科学的な根拠に基づいて行うことが大切ですが，近年では個々の患者のニーズを満たす個別的治療が重要視されるようになってきました。例えば，**糖尿病治療では患者教育が不可欠ですが，認知症の場合は食事をしたか薬を飲んだかもわからず，自己管理が難しいため食事療法や運動療法の効果は乏しくなります。また，血糖値が上下しても，認知症では体の不調や症状を訴えることができません。**

　そこで個別的治療として，患者さんの要望や社会的な状況，置かれている状態などを総合的に考慮して治療法が提案されます。ケースによっては目標値が少しゆるめに設定されることもあります。ただし，糖尿病や高血圧の管理で食事療法が基本となることは，認知症の場合も変わりありません。食事制限が設けられても，おいしく健康的な食事を楽しめるよう調理法を工夫しましょう。

糖尿病や高血圧がある場合の食事療法

①毎回，一定量の炭水化物を含んだ栄養バランスの良い食事をとる。

②食事から糖分を完全に抜く必要はないが，砂糖の多い甘い飲み物やデザートは避ける。

③塩分は1日6g未満が目標。レモンや酢，香辛料やだし汁を上手に利用して味つけする。

④インスタント食品は塩分が多いので控える。

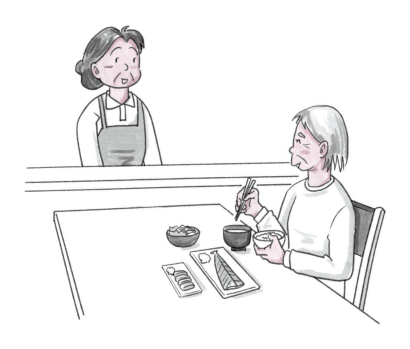

Q49 認知症の親が食事中にむせたり失禁したり，移動が遅くなったりしています。これらも認知症の症状でしょうか？

A アルツハイマー病が進行し，脳が広範囲に障害されたために引き起こされる症状です。介護では食事やトイレの工夫が必要となります。

　アルツハイマー病の末期になると，患者さんは環境の変化に対応する能力を失い，会話ができなくなり，最後には体を動かすことも不可能になります。食事やトイレなどの日常生活で多くの介助が必要になり，にっこり笑うことや，独りで座っていることすらできなくなります。また，腕や脚など身体の筋肉が硬くこわばり，物を飲み込むことが困難になります。これらはすべてアルツハイマー病が進行し，脳が広範囲に障害されたためにみられる症状です。

　進行期のアルツハイマー病では，患者さんの介護の際に食事を観察することが重要です。活動量が低下すると食事への欲求が低下するのは普通ですが，時には食事することを忘れたり食欲がなくなることもあります。栄養状態を維持するためには，まず食事に十分な時間をかけ，そのほか，次ページに挙げるようなポイントに気をつけます。

進行期のアルツハイマー病患者の食事での注意点

① **楽な姿勢で上体が真っすぐであることを確認する**
　➡消化を助けるため，食後 30 分間は横にならず座ったままで姿勢を保つようにしてください。

② **うまく飲み込めないときは食事を工夫する**
　➡軟らかい食べ物を選んでください。とろみを加えると飲み込みやすくなります。

③ **自分で食べるように励ます**
　➡最初の一口は患者さんにスプーンを持たせ，一口すくって口まで運んで食べさせるように手伝います。スプーンを使えない場合は，手で食べられる食事を作ってください。

④ **食べ方を指示する**
　➡一口食べたら一口飲むように指示し，噛むことや飲み込むことを思い出させます。

⑤ **水分を摂るよう促す**
　➡アルツハイマー病が進行すると，喉の渇きに対する感覚が低下してくるので，水分を摂るよう促したり，水分の多い果物を食べさせます。

⑥ **体重を定期的に測る**
　➡体重減少は栄養不足や新たな病気，薬の副作用のサインかもしれません。

Q50 親の認知症が進行してきたのですが，トイレで工夫できることはありますか？

A 進行期のアルツハイマー病では，トイレに間に合わなかったり，きちんとした手順で排泄できないことがありますので，トイレの問題を解決するための工夫も必要です。以下に例を挙げます。

① **トイレのスケジュールを決める**
　➡いつトイレに行ったのか，何時にどれくらいの量を食べたり飲んだりしたのかを記録して，トイレのスケジュールをつくります。

② **寝る前の水分を制限する**
　➡寝る2時間前から水分摂取を制限しましょう。

③ **失禁対策用品を利用する**
　➡夜間失禁に備え，紙オムツやベッド用の紙パッドを装着しておきます。

④ **排便を記録する**
　毎日排便のある場合は必要ありませんが，3日間排便がないときは便秘になっているかもしれません。食後に緩下剤を飲むとよいでしょう。

参考文献・資料

1) 厚生労働省：認知症施策（http://www.mhlw.go.jp/stf/seisakunitsuite/bunya/hukushi_kaigo/kaigo_koureisha/ninchi/index.html）

2) 認知症，特にBPSDへの適切な薬物使用に関するガイドライン作成に関する研究班：かかりつけ医のためのBPSDに対応する向精神薬使用ガイドライン，厚生労働省，2014年7月12日（http://www.mhlw.go.jp/stf/houdou/2r98520000036k0c-att/2r98520000036k1t.pdf）

3) 日本認知症学会 編：認知症テキストブック，中外医学社，2008

4) 日本神経学会 監，「認知症疾患治療ガイドライン」作成合同委員会 編：認知症疾患治療ガイドライン2010，医学書院，2010

5) 日本整形外科学会：新概念「ロコモティブシンドローム（運動器症候群）」（https://www.joa.or.jp/jp/public/locomo/index.html）

6) 日本老年医学会：提言・見解（http://www.jpn-geriat-soc.or.jp/proposal/index.html）

7) 日本高血圧学会高血圧治療ガイドライン作成委員会 編：高血圧治療ガイドライン2014，ライフサイエンス出版，2014

8) 日本糖尿病学会：糖尿病治療ガイド2014-2015，文光堂，2014

9) Alzheimer's Association: 2015 Alzheimer's disease facts and figures. Alzheimers Dement, 11(3): 332-384, 2015

10) 小阪 憲司，池田 学：レビー小体型認知症の臨床，医学書院，2010

索 引

あ

アポリポプロテインE e4（APOE e4）
　………………………… 14, 22, 23
アミロイド・プレカーサー・プロ
　テイン（APP） …………… 22, 23
アルコール中毒 ………………… 6, 7
一般介護予防事業 ………………… 57
うつ病 ………………… 7, 18, 68
運転 ……………… 54, 55, 76, 97
嚥下機能 …………………… 44, 45

か

介護認定審査会 …………………… 56
海馬 ………………………………… 13
画像診断 ……………… 13, 18, 19
家族性（遺伝性）アルツハイマー病
　………………………………… 22, 23
γセクレターゼ阻害薬 …………… 28
共感 ……………………………… 60, 61
軽度認知障害（MCI） …… 10, 15, 27
高次脳機能障害 ………………… 4, 5
甲状腺機能低下症 ………………… 7
興奮 ……………… 88, 90, 91, 92, 93
コミュニケーション ……… 27, 52, 90,
　92, 102, 103, 104, 105, 106, 107
コルサコフ症候群 ………………… 6

さ

サルコペニア …………………… 8, 9
失禁 ……………… 3, 100, 101, 112, 114
GPS機能 …………………… 62, 63
若年性認知症 …………………… 68, 69
周辺症状 …………………………… 3, 43
終末糖化産物（AGE） ……… 24, 25
主治医意見書 …………………… 56, 57
神経原線維変化 ………… 3, 12, 13
生活習慣 ……………… 15, 16, 17, 53
せん妄 ………………………………… 6, 7

た・な・は

タウ蛋白 ……………………… 13, 25
ダウン症候群 …………………… 14
中核症状 …………………………… 3, 43
糖尿病 ……………… 15, 24, 25, 110, 111
取り繕い …………………………… 10
認知症カフェ …………………… 50, 51
脳血管性認知症 …… 2, 3, 24, 69, 110
徘徊 ……… 3, 43, 62, 94, 95, 96, 97
パーキンソン症状
　………………… 3, 32, 75, 76, 88, 89
長谷川式簡易知能評価スケール …… 19
反復嚥下機能テスト（RSST） …… 44, 45
非薬物的アプローチ …………… 86, 87, 88
服薬拒否 …………………………… 40, 41
フレイル …………………………… 8, 9

プレシナリン1/2（PS1/2） ……… 22, 23
βアミロイド ………………… 13, 25, 28

ま・や・ら

慢性硬膜下血腫 …………………………… 7
ミニメンタルステート検査（MMSE）
　　……………………………………… 10, 19

みまもりシューズ …………………………… 63
夜間不穏 …………………………………… 66
レビー小体型認知症
　　…………… 2, 3, 69, 74, 75, 76, 77
老人斑 ……………………………… 3, 12, 13
ロコモ（ロコモティブシンドローム）
　　………………………………………… 8, 9

認知症　気づける　わかる　ケアできる　Q&A 50

定価　本体2,200円（税別）

平成28年5月31日　発　行

著　者	久米 明人　山村 惠子
発行人	武田 正一郎
発行所	株式会社 じほう

101-8421　東京都千代田区猿楽町1-5-15（猿楽町SSビル）
電話　編集　03-3233-6361　販売　03-3233-6333
振替　00190-0-900481
＜大阪支局＞
541-0044　大阪市中央区伏見町2-1-1（三井住友銀行高麗橋ビル）
電話　06-6231-7061

©2016　　　組版 スタジオ・コア　　印刷　(株)日本制作センター
Printed in Japan

本書の複写にかかる複製，上映，譲渡，公衆送信（送信可能化を含む）の各権利は
株式会社じほうが管理の委託を受けています。

JCOPY ＜(社)出版者著作権管理機構 委託出版物＞
本書の無断複製は著作権法上での例外を除き禁じられています。
複製される場合は，そのつど事前に，(社)出版者著作権管理機構（電話 03-3513-6969，
FAX 03-3513-6979，e-mail：info@jcopy.or.jp）の許諾を得てください。

万一落丁，乱丁の場合は，お取替えいたします。
ISBN 978-4-8407-4851-3